文庫・金匱要略

森　由雄　編著

JN091413

源草社

序

金匱要略は、千年以上も前に中国で著された書物である。傷寒論と並んで漢方の原典であり、漢方を学ぶ者のバイブルである。その価値は現代においても失われていない。本書は、金匱要略の学習や暗記のために、金匱要略の原文の書き下し文と、簡単な〔注〕を付して作製したものである。2018年に『文庫本・傷寒論』を傷寒論の学習や暗記のために出版した。本書はその姉妹編とも言うべき成書である。

漢方入門の頃、大塚敬節先生の『金匱要略講話』を学習しながら、小さな手帳に金匱要略の条文を書き写すことが、私の勉強法であった。漢方初学者のために、本書を書いたのであるが、自らの手を使って書き写すことは学習により効果的であると思われる。特に、薬方のある条文を重点的に学習すると良いであろう。

2020年7月　泥亀書屋にて　　森　由雄

目次

目次

臓腑経絡先後病脈証第一

〔注〕この篇では、陰陽五行学説による病気の伝変、望、聞、問、切の四診、治療原則などについて記載されている。

第1条．問うて曰く、上工は未病を治すとは、何ぞや。

師の曰く、夫れ未病を治す者は、肝の病を見て、肝、脾に伝うるのを知り、当に、先ず脾を実すべし。四季、脾王ずれば邪受けず。即ち之を補うこと勿れ。中工は相伝うるを曉らず、肝の病を見て、脾を実するを解せず。ただ肝を治するなり。夫れ肝の病、酸を用いて補い、焦苦を用いて助け、甘味の薬を用いて益し、之を調ぅ。酸は肝に入り、焦苦は心に入り、甘は脾に入る。脾は能く腎を傷る。腎気、微弱なれば、則ち水行らず。水行らざれば、則ち心火の気盛んなり。則ち肺を傷る。肺傷らるれば、則ち金気行らず。金気行らざれば、則ち肝気盛んなり、則ち肝自ら愈ゆ。此れ肝を治するに、脾を補うの要妙なり。肝虚すれば則ち此の法を用う。実なれば則ち、之を用うるに在らず。経に曰く、虚虚実実、不足を補い、有余を損す。是れ其の義なり。余蔵、此に準ず。

〔注〕上工は良医のこと。中工は、普通の医師のこと。未病は、未だ病気になっていない状態のこと。王は旺と同じで、盛んなこと。四季脾王ずればとは、脾が盛んな季節のこと。暁はさとる、よくわかること。虚虚とは、虚証に瀉法の治療を行い更に虚に陥らせることで誤った治療のこと。実実とは、実証の人に補法の治療を行い、益々実証にしてしまうことで、誤治である。余蔵は、その他の蔵のこと。

第2条．夫れ人は五常を稟け、風気に因って生長す。風気、能く万物を生ずと雖も、また能く万物を害す。水能く舟を浮かぶとも、また能く舟を覆えすが如し。若し五臓の元真、通暢なれば、人即ち安和なり、客気、邪風、人に中れば多くは死す。千般の疢難、三條を越えず、一は、経絡、邪を受けて臓腑に入いる。内を所因となすなり。二は、四肢、九竅、血脈に相伝え、壅塞して通ぜず。外皮膚に中る所となすなり。三は、房室、金刃、蟲獣の傷る所なり。此れを以て之を詳にするときは、病由都て尽く、若し人能く養慎すれば、邪風をして経絡に干忤せしめず。適、経絡に中るも、未だ腑臓に流伝せざるに、即ち之を医治せよ。四肢わずかに重滞を覚ゆれば、即ち導引、吐納、鍼灸、膏摩して、九竅をして閉塞せしむるなかれ。更に能く王法を犯すことなく、禽獣、災傷、房室、竭乏せしむるなかれ。服食は其の冷熱、苦酸辛甘を節し、形体をして衰うこと有らしめざれば、病、則ち其の理に入るに由しなし、腠は、是れ三焦、元真を通会せしむるところたり、血気の注ぐ所たり、理は、是れ皮膚臓腑の文理なり。

〔注〕五常は五行のことであり、木、火、土、金、水のことを指す。五臓の元真は、『説文解字』には「元、始なり」、「真、僊人（仙人）形を變えて、天に登るなり」とあり、五臓の元気や真気のこと。通暢は、のびのびと通じること。安和は、おだやかでなごむこと。客気は、ここでは邪気のこと。疢は『説文解字』には「疢、熱病なり」とある。疢難は、疾病一般のことを指す。

三條は、次の文章にある三つの原因を指す。則ち、一は経絡が邪を受け臓腑に入ること、二は外の皮膚に病気が当たること、三は房室、金刃、蟲獣による病気のこと。九竅は、二つの眼、二つの耳、二つの鼻の穴、口、肛門と尿道の九の穴のこと。養慎は、慎《つつ》しんで養生すること。干忤は、「干はおかすこと、忤はみだれること」であるから、侵し乱れること。重滞は、重くとどこおること。導引は、按摩のこと、吐納は気功のこと。膏摩とは、膏はあぶら薬であり、摩はこすることであり、あぶら薬で病変部位を塗る治療のこと。王法は、国の法律のこと。服食は、衣服と飲食のこと。通会は通じ、会うこと。文理は、物事のすじめ、条理のこと。。

第3条．問うて曰く、病人、気色、面部に見るる有り、願くは其の説を聞かん。師の曰く、鼻頭の色、青きは、腹中痛む。冷に苦しむ者は、死す。鼻頭の色、微黒の者は、水気有り。色黄なる者、胸上に寒有り。色白き者、亡血なり。設し微赤、時にあらざるものは死す。其の目、正円の者、痙す、治せず。又は色青きを痛となし、色黒きを労となし、色赤きを、風となす。色黄なる者、便難し。色鮮明の者、留飲有り。
〔注〕気色は、気持ちが顔に現れる様子、ようす、ありさま。痙は、ひきつる、筋肉がひきつる、痙攣のこと。留飲は水毒のこと。

第4条．師の曰く、病人、語声、寂然、喜、驚呼する者、骨節の間、病む。語声、喑喑然として徹せざる者、心膈の間、病む。語声、啾啾然として細くして長き者は、頭中、病む。
〔注〕寂は、さびしいこと。喑喑は、ものを言うことができないさま。啾啾は、亡霊の泣くさびしい声のこと。

第5条．師の曰く、息するに肩を揺るがす者、心中堅し、息するに、胸中に引き、上気する者、欬す。息するに口を張って、短気の者、肺痿、唾沫す。
〔注〕心中堅は、心窩部が堅いこと。上気は、喘息様の呼吸困難。短気は、息切れのこと。肺痿は、肺結核様疾患。唾沫は、唾液と喀痰のこと。

第6条．師の曰く、吸して微数なるは、其の病、中焦に在り。実なり。当に之を下すべし。即ち愈ゆ。虚の者は、治せず。上焦に在る者、其の吸、促し。下焦に在る者、其の吸、遠し。此れ皆、治し難し。呼吸するに動揺、振振の者、治せず。

〔注〕中焦は上腹部、上焦は胸部、下焦は下腹部のこと。

第7条．師の曰く、寸口の脈、動ずる者、其の王時によって動く、たとえば肝の王ずるは色青し。四時、各、其の色に随う。肝の色、青し。しかるに反って色白きは、其の時の色脈にあらず。皆、病に当るべし。

〔注〕王時は、盛んな季節。

第8条．問うて曰く、未だ至らずして至る有り、至って至らざる有り。至って去らざる有り、至って太過なる有り。何の謂ぞや。

師の曰く、冬至の後、甲子の夜半、少陽起る。少陽の時、陽始めて生じ、天、温和を得。未だ甲子を得ざるに、天、温和なるに因って、此れ未だ至らざるして、至るとなすなり。甲子を得るに、天、未だ温和ならざるを以て、此れ至って、至らずとなすなり。甲子を得るに、天の大寒、解せざるを以て、此れを至って去らずとなすなり。甲子を得るに、天温かなること盛夏五六月の時の如くなるを以て、此れを至って太過となすなり。

〔注〕甲子は、六十日のこと。

第9条．師の曰く、病人、脈浮の者、前に在るは、其の病、表に在り。浮の者、後に在るは、其の病、裏に在り。腰痛、背強して行くこと能わず、必ず短気して極るなり。

〔注〕脈浮は、軽く橈骨動脈に触れてよく脈が触れることができ、術者の指に強く力をいれて、橈骨動脈を圧迫して橈骨にまで到達する位置で、脈が触れにくい脈のこと。「前に在る」とは関脈の前の寸脈のこと。「後に在る」は関脈の後の尺脈のこと。短気は息切れのこと。

第10条．問うて曰く、経に云う。厥陽独行とは、何の謂いぞや。
師の曰く、これ陽有りて陰無しとなす。故に、厥陽と称す。
〔注〕厥陽独行とは、陽だけがあって陰が無く、陽気が単独に上に行くこと。

第11条．問うて曰く、寸脈沈大にして滑、沈は則ち実となし、滑は則ち気となす。実気相搏ち、血気、臓に入れば即ち死す。腑に入れば即ち愈ゆ。此れ卒厥となす。何の謂いぞや。

師の曰く、唇口青く、身冷ゆるは、臓に入るとなす、即ち死す。若し身和し、汗、自ら出づるは、腑に入るとなす、則ち愈ゆ。
〔注〕寸脈は脈の位置であり、橈骨茎状突起の部分を関、関より遠位を寸、近位を尺とする。沈は沈脈のことで、軽く圧迫して触れにくく、強く圧迫すると脈がよく触れる脈のこと。滑脈は、玉が指の下をころがる感じの脈である。卒厥は、急に人事不省となり四肢が冷えるもの。

第12条．問うて曰く、脈、脱して臓に入れば、即ち死す。腑に入れは即ち愈ゆ、何の謂いぞや。

師の曰く、一病たるに非ず、百病、皆然り。譬えば浸淫瘡の如き、口より起こり四肢に向い流るるものは治すべし。四肢より流れ来り口に入る者は治すべからず。病、外に在る者は治すべし、裏に入る者は即ち死す。
〔注〕脈脱とは危篤状態の重症の脈。臓は、内臓のこと。浸淫瘡は湿疹様疾患。

第13条．太問うて曰く、陽病十八とは、何の謂いぞや。

師の曰く、頭痛、項、腰、脊、臂、脚掣痛すと。

陰病十八とは、何の謂いぞや。

師の曰く、欬上気、喘、噦咽、腸鳴、脹満、心痛、拘急すと。五臓の病、各、十八有り、合わせて九十病となす。人に又、六微有り、微に十八病有り、合せて、一百八病となす。五労七傷六極、婦人三十六病は、其の中に在らず。清邪は上に居し、濁邪は下に居す。大邪は表に中り、小邪は裏に中る。槃飪の邪、口より入る者は、宿食なり。五邪、人に中るに、各法度有り。風は前に中り、寒は暮に中る。湿は下を傷り、霧は上を傷る。風は脈をして浮ならしめ、寒は脈をして急ならしめ、霧は、皮膝を傷る。湿は関節に流れ、食は脾胃を傷る、極寒は経を傷り、極熱は絡を傷る。

〔注〕大邪は、風邪であり、小邪は寒邪のこと。飪は、飲食である。「陽病十八」とは、①頭痛、②項痛、③腰痛、④脊痛、⑤臂痛、⑥脚がひきつれて痛むの六病ある。この六病が、太陽病、陽明病、少陽病の三陽にあるから、十八病になる。「陰病十八」とは、①欬上気、②喘、③噦咽、④腸鳴、⑤脹満、⑥心がひきつれて痛むの六病があり、この六病が太陰病、少陰病、厥陰病の三陰にあるから、十八病になる。この十八病が、五臓にそれぞれあるので、九十病となる。人には、六腑があり、六腑にもそれぞれ十八病有るので、合計で、一百八病となる。

第14条．問うて曰く、病、急に当に裏を救い、表を救うべきもの有りとは、何の謂いぞや。

師の曰く、病、医、之を下し、続いて下利を得、清穀止まず、身体、疼痛する者、急に当に裏を救うべし。後、身体、疼痛して、清便自ら調う者は、急に当に表を救うべし。

〔注〕清穀は、未消化の下痢便のこと。清便も、未消化の下痢便のこと。

第15条．夫れ病、痼疾に、加わるに卒病を以てすれば、当に、先ず其の卒病を治すべし。後、乃ち其の痼疾を治すなり。

〔注〕痼疾は、古くからの病気のこと。卒病は、新しい急性の病気である。

第16条．師の曰く、五藏の病、各々得る有る者は愈ゆ。五臓の病、各々悪む所あり。各々其の喜ばざる所の者に随って病をなす。病者もと食するに応ぜず。しかるに反って、暴に之を思う。必ず発熱するなり。

〔注〕五藏の病各々得る有る者とは、五臓の病気には、それぞれ病状に適した飲食物があり、適した飲食物を摂取すること。五臓の病各々悪む所ありとは、五臓の病気には、それぞれ病状に不適切な飲食物があり、不適切な飲食

物をとれば、病気は悪化すること。各々其の喜ばざる所の者とは、好まないもののこと。病者もと食するに応ぜずとは、食欲がないこと。

第17条．夫れ諸病、臓に在るに、之を攻めんと欲すれば、当に其の得る所に随って、之を攻むべし。若し渇する者には、猪苓湯を与う。余は皆此れに倣う。

〔注〕其の得る所とは、病気の原因のこと。

痙湿暍病脈証第二

〔注〕痙は、『説文解字』には「痙は、強急なり」とあり「ひきつる」という意味で、痙病は、「ひきつる」病気（てんかん、熱性けいれん、脳腫瘍、脳血管障害、破傷風など）。湿病は、湿気や水に関係のある病気で、関節リウマチなどを指す。暍は熱射病、暑気あたりのような病気。

第1条．太陽病、発熱、汗無く、反って悪寒する者、名づけて剛痙という。

第2条．太陽病、発熱、汗出でて悪寒せざるは、名づけて柔痙という。

第3条．太陽病、発熱、脈沈にして細は、名づけて痙という。難治となす。

第4条．太陽病、発汗はなはだ多ければ、因って痙を致す。

第5条: 夫れ風病、之を下せば則ち痓す。復た発汗すれば、必ず拘急す。
〔注〕拘急は、四肢の筋肉がひきつれること。

第6条: 瘡家、身疼痛すと雖も、発汗すべからず。汗出づれば則ち痓す。
〔注〕瘡家とは、皮膚に傷やでき物がある人のこと。

第7条: 病者、身熱し、足寒く、頸項強急、悪寒し、時に頭熱し、面赤目赤し、独り頭動揺し、卒に口噤、背反張する者、痓病なり、若し其の汗を発する者、寒湿相得て、其の表、益々虚し、即ち悪寒甚し。其の汗を発し已れば、其の脈蛇の如し。
〔注〕口噤は、口を閉じる状態。脈蛇の如しとは、脈が蛇のようであること。

第8条: 暴かに腹脹大する者、解せんと欲すとなす。脈、故の如し。反って伏弦の者、痓す。
〔注〕伏脈は、骨に着く程強く按圧してやっと触れる脈である。弦脈は、琴

の弦を按ずるような脈である。

第9条: 夫れ痙の脈、之を按ずれば弦の如く緊、直ちに上下行す。
〔注〕緊脈は、有力で、絞った綱の様な脈である。直ちに上下行すとは、まっすぐな脈のこと。

第10条: 痙病、灸瘡有るは難治。

第11条: 脈経に云う、痙家、其の脈伏堅、直上下す。
〔注〕伏脈は、骨に着く程強く按圧してやっと触れる脈である。

第12条: 太陽病、其の証備わり、身体、強ること几几然、脈反って沈遅、此れ痙となす、栝樓桂枝湯之を主る。
〈栝樓桂枝湯方〉
栝樓根二両、桂枝三両、芍薬三両、甘草二両、生姜三両、大棗十二枚、

右六味、水九升を以て、煮て、三升を取り、分温三服す。微汗を取る。汗、出でざれば、食頃、熱粥を啜りて、之を発す。

〔注〕沈脈は、軽く圧迫して触れにくく、強く圧迫すると脈がよく触れる脈のこと。遅脈は、1回の吸気呼気の時間に脈拍が3回以下のもの。

第13条: 太陽病、汗なくして、小便反って少く、気上って胸を衝き、口噤して語るを得ず、剛痙をなさんと欲す、葛根湯之を主る。

〈葛根湯方〉

葛根四両、麻黄三両、節を去る。桂枝二両、皮を去る。芍薬二両、甘草二両、炙る。生姜三両、大棗十二枚。

右七味、㕮咀し、水一斗を以て、先ず麻黄、葛根を煮て、二升を減じ、沫を去り、諸薬を内れ、煮て三升を取り、滓を去り、一升を温服す。覆いて微しく汗に似たるを取る。粥を啜るを須いず。餘は桂枝湯の法の如く、将息及び禁忌す。

第14条．痙の病たる、胸満、口噤し、臥して席に著かず。脚攣急し、必ず齘歯す。大承気湯を与うべし。

〈大承気湯方〉

大黄四両、酒にて洗う。厚朴半斤、炙り、皮を去る。枳実五枚、炙る。芒消三合、

右四味、水一斗を以て、先ず二物を煮て、五升を取て、滓を去り、大黄を内れ、煮て二升を取り、滓を去り、芒消を内れ、更に火に上せ一二沸し、分温再服す。下を得れば服するを止む。

〔注〕齘歯は、歯ぎしりのこと。

第15条．太陽病、関節疼痛して煩、脈沈にして細の者、此れを湿痺と名づく。湿痺の候は、小便不利、大便反って快、但だ当に其の小便を利すべし。

〔注〕煩は、いらいらすること。沈脈は、軽く圧迫して触れにくく、強く圧迫すると脈がよく触れる脈。細脈は、糸を張った様に細く軟らかくまっすぐに触れる脈のこと。湿痺は、関節炎、関節リウマチの様な病気のこと。

第16条：湿家の病たる、一身尽く疼み、発熱し、身色、熏黄の如きなり。
〔注〕熏黄は、暗い黄色のこと。

第17条：湿家、其の人但だ頭汗出で、背強り、被覆して火に向うことを得んと欲し、若し之を下すこと早ければ、則ち噦し、或は胸満、小便利せず、舌上胎の如き者は、丹田に熱有り、胸上に寒有るを以て、渇して飲むを得んと欲するも飲むこと能わず、則ち口燥煩なり。
〔注〕噦は、しゃっくりのこと。胸満は、胸が張ること。丹田は、臍下３寸で関元穴に相当する位置。

第18条：湿家、之を下して、額上に汗出で、微しく喘す、小便利する者は死す。若し下利止まざる者もまた死す。

百合狐惑陰陽毒病脈證并治第三

〔注〕百合病は、熱病がこじれて遷延した状態。狐惑病は、精神疾患、ベーチェット病様疾患。陰陽毒病は、咽喉痛や発疹を伴う病態、全身性エリテマトーデスに類似した病気と考えられる。

第1条：太論に曰く、百合病は、百脈一宗、其の病を悉く致すなり。意に食せんと欲するも、復た食すること能わず。常に黙黙として、臥せんと欲するも臥すこと能わず、行かんと欲するも行くこと能わず。飲食を欲し或は美なる時有り。或は食臭を聞くを用いざる時有り、寒の如くなるも寒無く、熱の如きなるも熱無し、口苦く、小便赤く、諸薬、治する能わざる。薬を得れば則ち劇しく吐利す。神霊有るものの如きも、身形和するが如し。其の脈微数、溺する時毎に頭痛する者、六十日にして乃ち愈ゆ。若し溺する時、頭痛まず淅然たる者、四十日にして愈ゆ。

若し溺するに快然、但だ頭眩する者、二十日にして愈ゆ。其の証、或は未だ病まずして預め見れ、或は病んで四五日にして出で、或は病んで二十日、或は一月、微しく見るる者、各、証に隨って之を治す。

〔注〕百脈はすべての脈を指す。宗は「源、本源、集まる」という意味。百脈一宗は、すべての脈は一つの本源から出でいること。溺は尿のこと。淅然はぞくぞく寒気がすること。神霊は、神のみたま、人のたましいのこと。脈微は、極めて細く軟らかで、圧迫すると消えてしまう脈。数脈は、1回の呼気吸気の時間に、脈拍が6以上のもの。

第2条．百合病、発汗の後は、百合知母湯之を主る。

〈百合知母湯方〉

百合七枚、擘く、知母三両、切る。

右、先ず水を以て百合を洗い、漬けること一宿、当に白沫出づべし。其の水を去り、更に泉水二升を以て、煎じて一升を取り、滓を去り、別に泉水二升を以て、知母を煎じて、一升を取り、滓を去る、後、合して和し、煎じて一升五合を取り、分温再服す。

〔注〕泉水は、地中からわき出ている水。

第3条．百合病、之を下して後は、滑石代赭湯之を主る。

〈滑石代赭湯方〉

百合七枚、擘く、滑石三両、砕き、綿にて裹む。代赭石弾丸大の如き、一枚、砕きて、綿にて裹む。

右、先ず水を以て百合を洗い、漬すこと一宿、当に白沫出づべし。其の水を去り、更に泉水二升を以て、煎じて一升を取り、滓を去る。別に泉水二升を以て、滑石代赭を煎じて、一升を取り、滓を去り、後、合して和し、重ねて煎じて一升五合を取り、分かち温め服す。

第4条．百合病、之を吐した後は、後方を用いて之を主る。

〈百合鶏子湯方〉

百合七枚、擘く、鶏子黄一枚、

右、先ず水を以て百合を洗い、漬すこと一宿、当に白沫出づべし。其の水を去り、更に泉水二升を以て、煎じて一升を取り、滓を去る。鶏子黄を内れて攪て匀え五分に煎じて、温服す。

第5条．百合病、吐下発汗を経ず、病形、初めの如きものは、百合地黄湯之を主る。

〈百合地黄湯方〉

百合七枚、擘く、生地黄汁一升、

右水を以て百合を洗い、漬すこと一宿、当に白沫出づべし。其の水を去り、更に泉水二升を以て、煎じて一升を取り、滓を去る。地黄汁を内れ、煎じて一升五合を取り、分温再服す。病に中れば更に服すること勿れ。大便常に漆の如し。

第6条．百合病、一月、解せず。変じて渇を成す者、百合洗の方之を主る。

〈百合洗方〉

右、百合一升を以て、水一斗を以て、之を漬すこと一宿、以て身を洗い、洗い已って煮餅を食す。塩豉を以てすること勿れ。

第7条：百合病、渇して差えざる者、栝樓牡蠣散之を主る。
〈栝樓牡蠣散方〉
栝樓根、牡蠣熬る、等分。
右、細末となし。方寸匕を飲服す。日に三服す。

第8条：百合病、変じて発熱するもの、百合滑石散之を主る。
〈百合滑石散方〉
百合一両、炙る。滑石三両、
右、散となし。方寸匕を飲服す。日に三服す。当に微利する者服を止む。熱すれば則ち除く。

第9条：百合病、陰に見るる者、陽法を以て之を救い、陽に見るる者、陰法を以て之を救い、陽を見て陰を攻め、復た、其の汗を発するは、これ逆となす。陰を見て陽を攻め、すなわち復た之を下すは、これ亦逆となす。

第10条：狐惑の病たる、状、傷寒の如し、黙黙として眠らんと欲し、目閉ずるを得ず、臥起安からず、喉を蝕するを惑となし、陰を蝕するを狐となす。飲食を欲せず、食臭を聞くを悪み、其の面目、乍ち赤く乍ち黒く乍ち白し。上部を蝕すれば則ち声喝す、甘草瀉心湯之を主る。

〈甘草瀉心湯方〉

甘草四両、黄芩、人参、乾姜各三両、黄連一両、大棗十二枚、半夏半升、

右七味、水一斗にて、煮て六升を取り、滓を去り再煎す。一升を温服す。日に三服す。

〔注〕狐惑病は、精神疾患、ベーチエット病等を指すと思われる。蝕は、むしばむ、侵す、破れ腐った傷のこと。

第11条：下部を蝕すれば則ち咽乾く、苦参湯之を洗う。

〔注〕趙開美刊『仲景全書』には苦参湯の処方はない。

第12条．肛を蝕する者、雄黄之を熏ず。

〈雄黄熏方〉

雄黄、

右一味、末となし、筒瓦二枚、之を合せて焼き、肛に向いて之を熏ず。

第13条．病者、脈数、熱無く微煩、黙黙として但だ臥せんと欲し、汗出づ。初め之を得て三四日、目赤きこと鳩眼の如し、七八日、目四、皆、黒し。若し能く食する者、膿已に成なり。赤小豆当帰散之を主る。

〈赤小豆当帰散方〉

赤小豆三升、浸して令芽を出さしめ曝乾す。当帰、

右二味、杵きて散となし、漿水にて方寸匕を服す、日に三服す。

〔注〕漿水は、粟米を加工し発酵してできる白色の漿液。

第14条．陽毒の病たる、面赤斑斑、錦文の如く、咽喉痛み、膿血を唾す。五日治すべし、七日治すべからず。升麻鱉甲湯之を主る。

第15条．陰毒の病たる、面目青、身痛むこと杖を被るが如し、咽喉痛み、五日治すべし、七日治すべからず、升麻鱉甲湯去雄黄蜀椒之を主る。

〈升麻鱉甲湯方〉

升麻二両、当帰一両、蜀椒、炒り、汗を去る、一両、甘草二両、鱉甲、手指大一片、炙る。

雄黄半両、研く

右六味、水四升を以て、煮て一升を取り、之を頓服す、老小は再服して汗を取る。

瘧病脈證并治第四

〔注〕瘧病は、マラリアと思われる。

第1条．師の曰く、瘧の脈は自ら弦なり、弦数の者は熱多し。弦遅の者は寒多し。弦小緊の者之を下せば差ゆ、弦遅の者之を温むべし。弦緊の者発汗鍼灸すべし。浮大の者之を吐すべし。弦数の者風発なり。飲食を以て消息して之を止む。

〔注〕弦脈は、琴の弦を按ずるような脈である。数脈は、1回の呼気吸気の時間に、脈拍が6以上のもの。遅脈は、1回の吸気呼気の時間に脈拍が3回以下のもの。緊脈は、有力で、絞った綱の様である。浮脈は、軽く橈骨動脈に触れてよく触れ、強く圧迫すると脈が触れにくい脈である。

第2条．瘧を病み、月の一日を以て発すれば、当に十五日以て愈ゆべし、設し差えずんば、当に月尽きて解すべし。如し其れ差えざれば、当に云何がすべき。師の曰く、此れ結ばれて癥瘕をなす。名づけて瘧母と曰う。急に之を治せ。鱉甲煎丸に宜し。

〈鱉甲煎丸方〉

鱉甲十二分、炙る、烏扇三分、焼く、黄芩三分、柴胡六分、鼠婦三分、熬る。乾姜三分、大黄三分、芍薬五分、桂枝三分、葶藶一分、熬る、石韋三分、毛去る、厚朴三分、牡丹五分、心を去る、瞿麦二分、紫葳三分、半夏一分、人参一分、䗪蟲五分、熬る、阿膠三分、炙る、蜂窠四分、炙る、赤消十二分、蜣蜋六分、熬る、桃仁二分。

右二十三味、末となし、鍛竈下の灰を一斗を取り、清酒一斛五斗を、灰に浸し、酒尽くること一半を候い、鱉甲を中に著けて、煮て泛爛し膠漆の如くならしめ、絞って汁を取り、諸薬を内れ、煎じて丸となす、梧子大の如くす、空心に七丸を服す、日に三服す。

〔注〕癥瘕は、腹部腫瘍のこと。

第3条．師曰く、陰気孤絶し、陽気独発し、則ち熱して少気煩寃し、手足熱して嘔せんと欲す。名づけて癉瘧と曰う、若し但だ熱して寒せざる者、邪気、内は心に蔵し、外は分肉の間に舍り、人をして肌肉を消鑠せしむ。

〔注〕煩冤は悶え苦しみこと。鑠《しゃく》は、とかす、とろかすこと。

第４条．温瘧は、その脈平の如く、身に寒無く、但だ熱し、骨節疼煩、時に嘔す。白虎加桂枝湯之を主る。

〈白虎加桂枝湯方〉

知母六両、甘草二両、炙る、石膏一斤、粳米二合、桂枝皮を去る、三両、

右剉み、毎五銭、水一盞半にて、煎じて八分に至り、滓を去り、温服す。汗出づれば愈ゆ。

第５条．瘧、寒多き者、名づけて牡瘧と曰う、蜀漆散之を主る。

〈蜀漆散方〉

蜀漆洗い、腥を去る。雲母焼くこと二日夜、竜骨等分、

右三味、杵きて散となし、未だ発せざる前に、漿水を以て半銭を服す。温

瘧には、蜀漆半分を加え、発する時に臨み、一錢匕を服す。

第6条．附、外台祕要方

牡蠣湯、牡瘧を治す

牡蠣四両、熬る、麻黄節を去る、四両、甘草二両、蜀漆三両、

右四味、水八升を以て、先ず蜀漆麻黄を煮て、上沫を去り、六升を得、諸薬を内れ、煮て二升を取り、一升を温服す。若し吐せば則ち更に服する勿れ。

第7条．柴胡去半夏加栝樓湯、瘧病、渇を発する者を治す。亦勞瘧も治す。

柴胡八両、人参、黄芩、甘草各三両、栝樓根四両、生姜二両、大棗十二枚、

右七味、水一斗二升を以て、煮て六升を取り、滓を去り、再煎して三升を取り、一升を温服す、日に二服す。

〔注〕労瘧は長期間、瘧病が治らず反復発作を生じ気血虚弱となった状態。

第8条．柴胡桂姜湯、瘧、寒多く、微しく熱有り、或は但だ寒して熱せざるを治す。

柴胡半斤、桂枝三両、皮を去る。乾姜二両、栝樓根四両、黄芩三両、牡蠣三両、熬る、甘草二両、炙る。

右七味、水一斗二升を以て、煮て六升を取り、滓を去り、再煎して三升を取り、一升を温服す。日に三服す。初め服して微煩し、復た服して汗出づれば便ち愈ゆ。

中風歴節病脈証并治第五

〔注〕中風は、脳血管障害のこと。歴節病は、関節リウマチなどの関節疾患を指す。

第1条．夫れ風の病たる、当に半身不遂すべし、或は但だ臂不遂する者、此れ痺となす。脈微にして数、中風然らしむ。

〔注〕臂は腕や肘の意味、臂不遂は上肢の麻痺のこと。脈微は、極めて細く軟らかで、圧迫すると消えてしまう脈。数脈は、1回の呼気吸気の時間に、脈拍が6以上のもの。

第2条．寸口の脈、浮にして緊、緊は則ち寒となす、浮は則ち虚となす。寒虚相搏ち、邪皮膚に在り。浮は血虚す。絡脈空虚、賊邪瀉せず、或は左或は右、邪気反って緩、正気即ち急、正気邪を引き、喎僻して不遂す、邪絡に在れば、肌膚不仁し、邪経に在れば、即ち重くして勝えず、邪府に入れば、即ち人を識らず。邪蔵に入れば、舌即ち言い難く、口に涎を吐す。

〔注〕浮脈は、軽く橈骨動脈に触れてよく触れ、強く圧迫すると脈が触れにくい脈である。緊脈は、有力で、絞った綱の様な脈である。絡脈は、経脈より分かれてできたもので網状を呈する。喎僻は顔面神経麻痺のこと。肌膚不仁は皮膚の知覚障害のこと。重くして勝えずとは、身体が重いので動きづらいこと。人を識らずとは意識障害のこと。舌即ち言い難くとは、言語障害のこと。

第3条．侯氏黒散、大風四肢煩重、心中悪寒不足の者を治す。

菊花四十分、白朮十分、細辛三分、茯苓三分、牡蠣三分、桔梗八分、防風十分、人参三分、礬石三分、黄芩五分、当帰三分、乾姜三分、川芎三分、桂枝三分、

右十四味、杵きて散となし、酒にて方寸匕を服す。日に一服す。初め服すこと二十日、温酒にて調服し、一切魚肉大蒜を禁ず、常に宜しく冷食すべ

し。六十日に止むときは、即ち薬積り腹中に在りて下らず。熱食すれば即ち下る。冷食して自ら能く薬力を助く。

〔注〕大風は、脳卒中のこと。四肢煩重は、四肢が重だるいこと。不足は陽気が不足すること。

第4条．寸口の脈遅にして緩、遅は則ち寒となし、緩は則ち虚となす。栄緩なれば則ち亡血となし、衛緩なれば則ち中風となす。邪気経に中れば、則ち身痒くして癮疹す。心気不足し、邪気中に入れば、則ち胸満して短気す。

〔注〕脈遅にして緩、遅脈は、1回の吸気呼気の時間に脈拍が3回以下のもの。緩脈は、一回の呼気吸気の時間に、脈拍が4で脈の往来は等しいもの。栄は脈中をめぐり、衛は脈外をめぐる気である。亡血は貧血状態のこと。癮疹は蕁麻疹のこと。心気不足は、胸中の気が不足すること。邪気中に入るとは、邪気が身体の内部に入ること。短気は、息切れのこと。

第5条．風引湯、熱癱癇を除く。

大黄、乾姜、竜骨各四両、桂枝三両、甘草、牡蠣各二両、寒水石、滑石、赤石脂、白石脂、紫石英、石膏各六両、

右十二味、杵きて麤く篩い、韋嚢を以て之を盛り、三指撮を取り、井花水三升にて、煮て三沸し、一升を温服す。

〔注〕癱は脳卒中などの身体を動かすことができない病気。癇はけいれんなどの神経疾患を指す。熱癱癇は、熱性の痙攣性疾患のこと。韋嚢は、なめし革でできた袋のこと。井花水は、明け方一番早く汲み上げた井戸水のこと。

第6条．防已地黄湯、病狂状の如く、妄行独語、休まず、寒熱無く、其の脈浮なるを治す。

防已一分、桂枝三分、防風三分、甘草二分、

右四味、酒一盃を以て之を浸すこと一宿、絞りて汁を取り、生地黄二斤、㕮咀して、之を蒸すこと斗米飯の久しきが如く、銅器を以て其の汁を盛り、更に地黄汁を絞り、和し分ちて再服す。

〔注〕妄行は異常な行動のこと。独語は、ぶつぶつ独り言を言うこと。脈浮は、軽く橈骨動脈に触れてよく触れ、強く圧迫すると脈が触れにくい脈である。

第7条：頭風摩散方。

大附子一枚、炮ず、塩等分、

右二味、散となし。沐し了りて、方寸匕を以て、疢上を摩しおわり、薬力をして行らしむ。

〔注〕沐は、洗うこと、髪をあらうこと。疢は、病、熱病のこと。上は頭部を指す。摩はこする、なでること。

第8条：寸口の脈沈にして弱、沈は即ち骨を主り、弱は即ち筋を主る。沈は即ち腎となし、弱は即ち肝となす。汗出で水中に入り、水の如く心を傷れば、歴節黄汗出づ、故に歴節と曰う。

〔注〕沈脈は、軽く圧迫して触れにくく、強く圧迫すると脈がよく触れる脈。

弱脈は、極めて軟で、按圧すると沈細で、指の下で微かに触れる脈。水の如く心を傷ればとは、水湿が心を障害すること。

第9条：趺陽の脈浮にして滑、滑は則ち穀気実す。浮は則ち汗自出ず。
〔注〕趺陽の脈は、足背動脈の拍動のこと。浮脈は、軽く橈骨動脈に触れてよく触れ、強く圧迫すると脈が触れにくい脈である。滑脈は、玉が指の下をころがる感じの脈である。穀気実すとは、胃腸の働きが障害されていること。

第10条：少陰の脈浮にして弱、弱は則ち血不足し、浮は則ち風となし、風血、相搏ち、即ち疼痛すること掣するが如し。
〔注〕少陰の脈は、足の内果の後方にある太渓の拍動である。

第11条：盛人、脈濇、小、短気自汗出で、歴節疼み屈伸すべからず、これ皆飲酒して汗出づ、風に当たり致す所なり。
〔注〕盛人は、肥満した人のこと。脈濇は、刀で竹を削るように、脈の往来

が滑らかでない脈のこと。短気は、息切れ、呼吸促迫のこと。

第12条: 諸の肢節が疼痛し、身体尫羸、脚腫れ脱する如し、頭眩、短気し、温温として吐せんと欲するは、桂枝芍薬知母湯之を主る。

〈桂枝芍薬知母湯方〉

桂枝四両、芍薬三両、甘草二両、麻黄二両、生姜五両、白朮五両、知母四両、防風四両、附子二両、炮ず、

右九味、水七升を以て、煮て二升を取り、七合を温服す、日三服す。

〔注〕肢節は、関節のこと。尫羸は関節が腫大していること。脱するとは、肉が落ちる、ぬけること。温温は、熱気があること。

第13条: 味酸は則ち筋を傷る。筋傷れば則ち緩、名づけて泄と曰う。鹹は則ち骨を傷る。骨傷れば則ち痿す。名づけて枯と曰ふ。枯泄相搏るを、名づけて断泄と曰う、栄気通ぜず。衛独行せず。栄衛倶に微、三焦御する所なく、四属断絶し、身体羸痩、独り足のみ腫大、黄汗出で、脛冷ゆ。

たとえば発熱するは、便ち歴節となすなり。

〔注〕「三焦」は、上焦中焦下焦のことで、上焦は胸部、中焦は上腹部、下焦は下腹部のこと。「御する」とは、おさめる、つかう、もちいるという意味。四属は、皮、肉、脂、髄である（『傷寒論』平脈法）。

第14条：病歴節、屈伸すべからず、疼痛するは、烏頭湯之を主る。

烏頭湯方、脚気疼痛して、屈伸すべからざるを治す。

麻黄、芍薬、黄耆各三両、甘草炙る、川烏五枚、吹咀し、蜜二升を以て、煎じて一升を取り、即ち烏頭を出す。

右五味、四味を吹咀し、水三升を以て、煮て一升を取り、滓を去り、煎中に蜜を内れ、更に之を煎じて、七合を服す、知らざれば尽く之を服す。

〔注〕病歴節は、関節リウマチなどの関節疾患のこと。

第15条：礬石湯、脚気衝心を治す。

礬石二両、

右一味、漿水一斗五升を以て、煎ずること三五沸す、脚を浸して良し。
〔注〕礬石は、明礬（ミョウバン）のこと。脚気は、下肢の萎縮する病気を指す。

附方

第16条．古今録験続命湯、中風痱、身体自ら収むること能わず、口言う能わず、冒昧にして痛む処を知らず、或は拘急して転側するを得ざるを治す。
麻黄、桂枝、当帰、人参、石膏、乾姜、甘草各三両、芎藭一両、杏仁四十枚、
右九味、水一斗を以て、煮て四升を取り、一升を温服し、当に小しく汗すべし。薄く脊を覆いて、几に憑りて坐す。汗出づれば則ち愈ゆ。汗せざれば更に服す。禁ずる所無し。風に当る勿れ、并びに但だ伏して臥するを得ず、欬逆上氣、面目浮腫を治す。
〔注〕古今録験は、古代の医書の名前。痱は、脳卒中のこと。身体自ら収むること能わずとは、身体が自分の自由にならないこと。冒昧は、はっきりしないこと。拘急は、手足がひきつること。転側は、ねがえりすること。

第17条．千金三黄湯　中風、手足拘急、百節疼痛、煩熱心乱、悪寒、日を経て飲食を欲せざるものを治す。

麻黄五分、独活四分、細辛二分、黄耆二分、黄芩三分、

右五味、水六升を以て、煮て二升を取り、分温三服す。一服して小しく汗し、二服して大いに汗す。心熱には大黄二分を加う。腹満には、枳実一枚を加う。気逆には、人参三分を加う。悸には、牡蠣三分を加う。渇には、栝樓根三分を加う。先に寒有るときは、附子一枚を加う。

〔注〕千金は、本の名前で『備急千金要方』のこと。中風は、脳血管障害のこと。手足拘急は、手足がひきつること。百節は身体の多くの関節のこと。煩熱は、いらいらして発熱すること。心乱は、精神が錯乱状態であること。

第18条．近效方朮附湯　風虚頭重、眩、苦極まり、食味を知らざるものを治す。肌を暖め、中を補い、精気を益す。

白朮二両、附子一枚半、炮じて皮を去る、甘草一両、炙る

右三味、剉み、毎五銭匕、姜五片、棗一枚、水盞半にて、七分に煎じ、滓

を去り、温服す。
〔注〕近效方朮附湯は痓濕暍病脈証第二に出ている白朮附子湯方と同じ処方。近效方は、医書の名前。風虚は、風の邪気が虚証の人を侵す病気のこと。眩はめまいのこと。苦極まりとは、苦痛がひどいこと。

第19条．崔氏八味丸　脚気、上りて少腹に入り不仁するを治す。
乾地黄八両、山茱萸、薯蕷各四両、沢瀉、茯苓、牡丹皮各三両、桂枝、附子炮じ、各一両、
右八味、之を末とし、煉蜜にて和し梧子大に丸じ、酒にて十五丸を下し、日に再服す。
〔注〕脚気は、下肢の委縮する病気を指す。少腹は、下腹部のこと。不仁は、手足がしびれること。

第20条．千金方越婢加朮湯、肉極、熱すれば則ち身体の津脱し、腠理開き、汗大いに泄る。厲風気、下焦脚弱きを治す。

麻黄六両、石膏半斤、生姜三両、甘草二両、白朮四両、大棗十五枚、

右六味、水六升を以て、先ず麻黄を煮て去上沫を去り、諸薬を内れ、煮て三升を取り、分温三服す。悪風には附子一枚、炮じて加う。

〔注〕肉極は、肌に弾力がなくなり萎え黄ばむ病気のこと。津脱とは、津液が体外に失われること。腠理は汗腺のこと。厲風気はハンセン氏病と思われる。下焦は下腹部のこと。

血痺虚労病脈証并治第六

〔注〕血痺は、知覚障害のこと。虚労病は過労や消耗性疾患のために肉体や精神の機能が低下したために起こる病気。

第1条．問うて曰く、血痺の病は、何によりてこれを得るや。師の曰く、それ尊栄の人、骨弱く、肌膚盛重、疲労に因って、汗出で、臥して不時に、動揺し、加うるに微風を被むり、遂に之を得。ただ脈、自ら微濇、寸口に在り、関上は小しく緊なるを以て、鍼して陽気を引くに宜し。脈をして和せしめ、緊去れば則ち愈ゆ。

〔注〕尊栄の人は、社会の上流の階級で労働しない人のこと。微脈は、極めて細く軟らかで、圧迫すると消えてしまう脈。濇脈は、刀で竹を削るように、脈の往来が滑らかでない脈。鍼して陽気を引くとは、鍼治療により陽気を引き寄せること。

第2条．血痺、陰陽倶に微、寸口関上微、尺中小緊、外証は身体不仁、風痺状の如きは、黄耆桂枝五物湯之を主る。

〈黄耆桂枝五物湯方〉

黄耆三両、芍薬三両、桂枝三両、生姜六両、大棗十二枚、

右五味、水六升を以て、煮て二升を取り、七合を温服す。日に三服す。

〔注〕寸、関、尺は脈の部位である。外証は身体不仁は知覚障害のこと。風痺は、神経障害、関節炎の様な病気。

第3条．それ男子平人、脈大を労となす、極虚もまた労となす。

〔注〕平人は、普通の人のこと。労は、虚労病のこと。極虚は、脈が極虚であること。

第4条．男子面色薄き者、渇及び亡血を主る、卒に喘悸し、脈浮の者、裏虚なり。

〔注〕亡血は貧血のこと。喘悸は、喘々して動悸すること。裏は、身体の内

部のこと。

第5条．男子、脈虚して沈弦、寒熱なく、短気裏急、小便不利、面色白く、時に目瞑し、衄を兼ね、少腹満するは、此れ労の然らしむとなす。
〔注〕短気は、息切れ、呼吸促迫のこと。裏急は、腹直筋の緊張のこと。目瞑は、めまいのこと。衄は鼻出血のこと。

第6条．労の病たる、其の脈浮大、手足煩、春夏劇しく、秋冬瘥ゆ、陰寒く、精自ら出で、酸削して行くこと能わず。
〔注〕労の病は、虚労病のこと。手足煩は、手足に熱があっていらいらすること。陰は、陰部のこと。精は精液のこと。酸削して行くこと能わずは、下肢が痛んでだるく歩行することができないこと。

第7条．男子、脈浮弱にして濇なるは、子なしとなす。精気清冷なり。
〔注〕濇脈は、刀で竹を削るように、脈の往来が滑らかでない脈。精気清冷

は、精液が冷えていること。

第8条．夫れ失精家、少腹弦急、陰頭寒く、目眩、髪落つ。脈極めて虚、芤、遅。清穀、亡血、失精となす。脈は、これを芤動、微緊に得れば、男子失精、女子夢交す。桂枝加竜骨牡蛎湯之を主る。

〈桂枝加竜骨牡蛎湯方〉

桂枝、芍薬、生姜各三両、甘草二両、大棗十二枚、竜骨、牡蛎各三両、

右七味、水七升を以て、煮て三升を取り、分温三服す。

〔注〕失精家は、精力の衰えた者のこと。少腹弦急は、下腹部が突っ張っていること。陰頭は、陰茎のこと。虚脈は、無力な脈で、圧迫すると空虚な感じの脈。芤脈は、葱の管を按じるような脈。遅脈は、1回の吸気呼気の時間に脈拍が3回以下のもの。芤動は、芤脈のこと。微緊は、虚緊の脈のこと。緊脈は、有力で、絞った綱の様な脈である。

第9条．天雄散方。

天雄三両、炮じ、白朮八両、桂枝六両、竜骨三両、

右四味、杵きて散となし、酒にて半銭匕を服す、日に三服す。知らざれば稍之を増せ。

〔注〕天雄は、トリカブトの側根を生じない根のこと。側根は附子である。

第10条．男子平人、脈虚弱細微の者、しばしば盗汗するなり。

〔注〕細脈は、糸を張った様に細く軟らかくまっすぐに触れる脈。微脈は、極めて細く軟らかで、圧迫すると消えてしまう脈。盗汗は、寝汗のこと。

第11条．人、年五六十、その病脈大の者、痺背を侠みて行く、若し腸鳴り馬刀侠癭の者、皆労、之を得となす。

〔注〕馬刀侠癭は、頸部に結核様のリンパ節腫大のこと。

第12条．脈沈小遅を脱気と名づく、其の人、疾行すれば則ち喘喝し、手足逆寒、腹満甚しければ則ち溏泄す。食消化せざるなり。

〔注〕喘喝は、口渇して喘々すること。溏泄は、下痢のこと。

第13条．脈弦にして大、弦は則ち減となし、大は則ち芤となす。減は則ち寒となし、芤は則ち虚となす。虚寒相搏ち、これを名づけて革となす。婦人は則ち半産漏下し、男子は則ち亡血失精す。

〔注〕半産漏下は、流産、子宮出血のこと。亡血は、貧血のこと。失精は精液が自然に漏れる状態。

第14条．虚労裏急、悸、衄、腹中痛、夢失精、四肢痠疼、手足煩熱、咽乾口燥するは、小建中湯之を主る。

〈小建中湯方〉

桂枝三両、皮を去る。甘草三両、炙る。大棗十二枚、芍薬六両、生姜二両、膠飴一升、

右六味、水七升を以て、煮て三升を取り、滓を去り、膠飴を内れ、更に微火に上せ消解し、一升を温服す、日に三服す。

〔注〕虚労は、虚労病のこと。裏急は、腹直筋が突っ張っていること。悸は、

動悸のこと。衄は、鼻出血のこと。夢失精は、夢をみて精液を漏らすこと。四肢痠疼は、四肢がだるく痛むこと。手足煩熱は、手足がほてること。

第15条. 虚労裏急、諸の不足は、黄耆建中湯之を主る。

〔注〕諸の不足は、様々な虚証の症状があること。

第16条. 虚労腰痛、少腹拘急、小便不利の者、八味腎気丸之を主る。

〔注〕虚労は、虚労病のこと。少腹拘急は、下腹部が突っ張っていること。

第17条. 虚労、諸の不足、風気百疾は、薯蕷丸之を主る。

〈薯蕷丸方〉

薯蕷三十分、当帰、桂枝、麹、乾地黄、豆黄巻各十分、甘草二十八分、人参七分、芎藭、芍薬、白朮、麦門冬、杏仁各六分、柴胡、桔梗、茯苓各五分、阿膠七分、乾姜三分、白歛二分、防風六分、大棗百枚、膏となす。

右二十一味、之を末とし、煉蜜にて和し、弾子大の如き丸とす。空腹に酒にて一丸を服す。一百丸を剤となす。

〔注〕風気は、風の邪気のこと。風気百疾は、風の邪気多くの病気を引き起こすこと。

第18条．虚労、虚煩、眠るを得ず、酸棗湯之を主る。

〈酸棗湯方〉

酸棗仁二升、甘草一両、知母二両、茯苓二両、芎藭二両、深師、生姜二両有り。

右五味、水八升を以て、酸棗仁を煮て、六升を得、諸薬を内れ、煮て三升を取り。分温三服す。

〔注〕虚煩眠るを得ずは、虚熱により引き起こされる不眠のこと。「深師」は書物の名前。

第19条．五労虚極、羸痩腹満、飲食すること能わず、食傷、憂傷、飲傷、房室傷、飢傷、労傷、經絡栄衛気傷、内に乾血有りて、肌膚甲錯、両目黯黒す、中を緩め虚を補う、大黄䗪虫丸之を主る。

〈大黄䗪虫丸方〉

大黄十分蒸す、黄芩二両、甘草三両、桃仁一升、杏仁一升、芍薬四両、乾地黄十両、乾漆一両、蝱虫一升、水蛭百枚、蠐螬一升、䗪虫半升、

右十二味、之を末とし、煉蜜にて和し小豆大に丸じ、酒にて五丸を飲服す、日に三服す。

〔注〕五労は、五臓労のことで、心労、肝労、脾労、肺労、腎労のこと。乾血は、瘀血のこと。肌膚甲錯は、皮膚がかさかさすること。両目黯黒は、視力障害のこと。

第20条．附方　千金翼炙甘草湯、虚労不足、汗出でて悶し、脈結、悸し、行動常の如きものを治す。百日を出でずして危し。急の者は十一日にて死す。

甘草四両、炙る、桂枝、生姜各三両、麦門冬半升、麻仁半升、人参、阿膠各二両、大棗三十枚、生地黄一斤、

右九味、酒七升、水八升を以て、先づ八味を煮て、三升を取り、滓を去り、膠を内れ消尽し、一升を温服す、日に三服す。

〔注〕千金翼は、医書の名前。虚労不足は、虚労病で気血が不足していること。脈結は、結脈のことで、ゆったりした脈で、時々1回脈の拍動が止まる脈である。悸は、動悸のこと。

第21条．肘後獺肝散、冷労を治す、又、鬼膭、一門相染むを主る。

獺肝一具、炙り乾かして之を末とし、水にて方寸匕を服す。日に三服す。

〔注〕肘後は、『肘後方』という医書の名前。獺はカワウソのこと。獺肝はカワウソの肝臓のこと。冷労は、虚労病で虚寒を伴うもの。鬼膭は、結核様疾患のこと。

肺痿肺癰欬嗽上気病脈證治第七

〔注〕肺痿は肺結核のこと。肺癰は肺化膿症を指す。上気は気管支炎や気管支喘息に類似する疾患を指す。

第1条：問うて曰く、熱上焦に在る者、欬するに因って肺痿となる。肺痿の病は、何によりて之を得るか。師の曰く、或いは汗出づるにより、或いは嘔吐により、或いは消渇小便利すること数なるにより、或いは便難きにより、又快薬にて下利するにより、重ねて津液を亡うが故に之を得と。曰く、寸口の脈数、其の人欬するに口中反って濁唾涎沫有る者は、何ぞや。師の曰く、肺痿の病たる、若し口中辟辟として燥き、欬すれば、即ち胸中隠隠として痛む、脈反って滑数なるは、此れ肺癰となす。膿血を欬唾し、脈数虚の者、肺痿となし、数実の者を肺癰となす。

〔注〕快薬は、強い下剤を指す。濁唾は濃い喀痰、涎沫は薄い喀痰やよだれ。辟辟は、乾燥の形容であり、口中辟辟燥は、口の中の乾燥が甚だしいこと。隠隠は、盛んなさまのこと。脈滑は、玉が指の下をころがる感じの脈。数脈は、1回の呼気吸気の時間に、脈拍が6以上の脈。虚脈は、無力な脈で、圧迫すると空虚な感じの脈。実脈は、軽く橈骨動脈に触れてよく触れ、強く圧迫しても脈がよく触れる脈である。

第2条．問曰、欬逆を病み、之を脈し、何を以て此れを肺癰となし、当に膿血有り、之を吐すれば則ち死すべきを知るや、其の脈何に類するや。師の曰く、寸口の脈微にして数、微は則ち風となし、数は則ち熱となす。微は則ち汗出で、数は則ち悪寒す、風衞に中れば、呼気入らず、熱栄を過ぐれば、吸して出でず。風は皮毛を傷り、熱は血脈を傷る。風肺に舍れば、其の人則ち欬し、口乾喘満す、咽燥いて渇せず、時に濁沫を唾し、時時振寒す。熱の過ぐる所、血之がために凝滞し、癰膿を畜結す。米粥の如きを吐し、始萌は救う可し、膿成れば則ち死す。
〔注〕之を脈しとは、病人の脈をみること。欬逆は、咳をして気が上逆すること。膿血は、血液を混じった濃い痰。脈微は、極めて細く軟らかで、圧迫すると消えてしまう脈。数脈は、1回の呼気吸気の時間に、脈拍が6以上の脈。

第3条．上気、面浮腫し、肩息し、其の脈浮大なるは、治せず、また利を加うるは尤も甚し。
〔注〕上気とは、気管支喘息様の呼吸困難。肩息は、呼吸する時肩が挙がること。利は、下痢のこと。

第4条．上気、喘して躁の者、肺脹に属する、風水をなさんと欲す、汗を発すれば則ち愈ゆ。
〔注〕肺脹は、気管支喘息様の症状。風水は急性腎炎などに相当する病気。

第5条．肺痿、涎沫を吐して欬せざる者、其の人渇せず、必ず遺尿し、小便数、然る所以の者、上虚して、下を制する能わざるを以ての故なり。此れを肺中冷となす。必ず眩し、涎唾多し、甘草乾姜湯を以て之を温む。若し湯を服し已って渇する者、消渇に属す。

〈甘草乾姜湯方〉

甘草四両、炙る、乾姜二両、炮ず。

右㕮咀し、水三升を以て、煮て一升五合を取り、滓を去り、分温再服す。

〔注〕肺痿は、肺結核様疾患。涎沫は、よだれのこと。遺尿は、夜尿のこと。上虚は、身体の上部が虚していること。肺中冷は、肺が虚証で冷えた状態のこと。眩は、めまいのこと。涎唾は、よだれのこと。消渇は、糖尿病様疾患。

第6条．欬して上気、喉中水雞の声するは、射干麻黄湯之を主る。

〈射干麻黄湯方〉

射干十三枚、一法に三両、麻黄四両、生姜四両、細辛、紫苑、款冬花各三両、五味子半升、大棗七枚、半夏大なる者洗う、八枚、一法に半升、

右九味、水一斗二升を以て、先ず麻黄両沸煮て、上沫を去り、諸薬を内れ、煮て三升を取り、分温三服す。

〔注〕欬して上気とは、咳して喘息様の呼吸困難の状態。喉中水雞の声するとは、喉が水雞の鳴き声の様な音がすること。水雞は、カエルの一種である。

第7条．欬逆上気、時時唾濁し、ただ坐して眠るを得ざるは、皂莢丸之を主る。

皂莢八両、皮を刮り去り、酥を用いて炙る。

右一味、之を末とし、蜜にて梧子大に丸じ、棗膏を以て湯に和し、三丸を服す、日に三たび、夜一たび服す。

〔注〕欬逆は、激しい咳のこと。唾は、だえきのこと。唾濁は、濃い痰のこと。

第8条．欬して脈浮の者、厚朴麻黄湯之を主る。

〈厚朴麻黄湯方〉

厚朴五両、麻黄四両、石膏雞子大の如し、杏仁半升、半夏半升、乾姜二両、細辛二両、小麦一升、五味子半升、

右九味、水一斗二升を以て、先ず小麦を煮て熟し、滓を去り、諸薬を内れ、煮て三升を取り、一升を温服す、日に三服す。

第9条．脈沈の者、澤漆湯之を主る。

〈澤漆湯方〉

半夏半升、紫参五両、一に紫苑に作る、澤漆三斤、東流水五斗を以て、煮て一斗五升を取る、生姜五両、白前五両、甘草、黄芩、人参、桂枝各三両、

右九味、㕮咀し、澤漆の汁中に内れ、煮て五升を取り、五合を温服す、夜に至り尽くす。

第10条．大逆上気、咽喉不利、逆を止め、気を下す者、麦門冬湯之を主る。

〈麦門冬湯方〉

麦門冬七升、半夏一升、人参二両、甘草二両、粳米三合、大棗十二枚、

右六味、水一斗二升を以て、煮て六升を取り、一升を温服す。日に三、夜一服す。

〔注〕逆は、のぼせのこと。大逆は、甚だしくのぼせること。悪い行いをいう。上気は、喘息様の呼吸困難。咽喉不利は、のどの違和感であり、乾燥や痛みや爽快でない感じ。

第11条. 肺癰、喘して臥すを得ず、葶藶大棗瀉肺湯之を主る。

〈葶藶大棗瀉肺湯方〉

葶藶熬って黄色ならしめ、搗きて丸とすること彈丸大の如し、大棗十二枚、

右先ず水三升を以て、棗を煮て二升を取り、棗を去り、葶藶を内れ、煮て一升を取り、頓服す。

〔注〕肺癰は、肺化膿症のこと。喘して臥すを得ずとは、喘々して横になることができない状態。

第12条. 欬して胸満、振寒、脈数、咽乾くも渇せず、時に濁唾腥臭を出だし、久久膿の米粥の如きを吐す者、肺癰となす、桔梗湯之を主る。

〈桔梗湯方〉　亦血痺を治す。

桔梗一両、甘草二両、

右二味、水三升を以て、煮て一升を取り、分温再服す。則ち膿血を吐すなり。

〔注〕胸満は、胸が張ること。振寒は、悪寒戦慄のこと。脈数は、1回の呼気吸気の時間に、脈拍が6以上のもの。濁唾腥臭は、汚く臭う痰のこと。久久は、久しい間。

第13条．欬して上気するは、此れを肺脹となす。其の人喘し、目脱状の如し、脈浮大の者、越脾加半夏湯之を主る。

〈越婢加半夏湯方〉

麻黄六両、石膏半斤、生姜三両、大棗十五枚、甘草二両、半夏半升、

右六味、水六升を以て、先ず麻黄を煮て、上沫を去り、諸薬を内れ、煮て三升を取り、分温三服す。

〔注〕肺脹は、気管支喘息様の症状。目脱状の如しとは、目が飛び出した様な状態のこと。浮脈は、軽く橈骨動脈に触れてよく触れ、強く圧迫すると脈

が触れにくい脈である。

第14条：肺脹、欬して上気、煩燥して喘し、脈浮の者、心下に水有り、小青竜加石膏湯之を主る。

〈小青竜加石膏湯方〉

麻黄、芍薬、桂枝、細辛、甘草、乾姜各三両、五味子、半夏各半升、石膏二両、右九味、水一斗を以て、先ず麻黄を煮て、上沫を去り、諸薬を内れ、煮て三升を取り、強人は一升を服し、羸者は之を減じ、日に三服す。小児は四合を服す。

〔注〕肺脹は、気管支喘息様の症状。煩躁は、胸苦しく手足をばたばたして悶えること。浮脈は、軽く橈骨動脈に触れてよく触れ、強く圧迫すると脈が触れにくい脈である。心下は、心下窩部に相当する。水有りとは、水毒があること。

第15条：外台炙甘草湯、肺痿、涎唾多く、心中温温液液の者を治す。

〔注〕肺痿は、肺結核様疾患のこと。涎唾は、唾液のこと。多く、心中温温液液は、気持ちが悪く吐きたい状態のこと。

第16条：千金甘草湯。
甘草
右一味、水三升を以て、煮て半を減じ、分温三服す。

第17条：千金生姜甘草湯、肺痿、欬唾、涎沫止まず、咽燥いて渇するものを治す。
生姜五両、人参三両、甘草四両、大棗十五枚、
右四味、水七升を以て、煮て三升を取り、分温三服す。
〔注〕肺痿は、肺結核様疾患。欬唾は、痰を伴う咳のこと。

第18条：千金桂枝去芍薬加皂莢湯、肺痿、涎沫を吐すを治す。
桂枝、生姜各三両、甘草二両、大棗十枚、皂莢一枚、皮子を去り、炙りて焦す。
右五味、水七升を以て、微微火にて煮て、三升を取り、分温三服す。

〔注〕涎沫は、薄い喀痰やよだれのこと。

第19条．外台桔梗白散、欬して胸満、振寒して脈数、咽乾きて渇せず、時に濁唾腥臭を出だし、久久にして、膿、米粥の如きを吐す者を治す、肺癰となす。

桔梗、貝母各三分、巴豆一分、皮を去り、熬り脂の如きに研ぐ。

右三味、散となし、強人は半銭匕を飲服し、羸者は之を減ず、病膈上にある者膿血を吐す、膈下の者瀉出す。若し下多くして止まざれば、冷水一杯を飲めば則ち定まる。

〔注〕胸満は、胸が張ること。振寒は、悪寒戦慄のこと。脈数は、1回の呼気吸気の時間に、脈拍が6以上の脈のこと。濁唾腥臭は、汚く臭う痰のこと。久久は、久しい間のこと。

第20条．千金葦莖湯、欬して微熱あり、煩満、胸中甲錯するを治す。是れ肺癰となす。

葦莖二升、薏苡仁半升、桃仁五十枚、瓜瓣半升、

右四味、水一斗を以て、先ず葦莖を煮て、五升を得、滓を去る、諸薬を内れ、煮て二升を取り、一升を服す、再服すれば当に膿の如きを吐すべし。

〔注〕煩満は、胸が張って苦しいこと。胸中甲錯は、胸部の皮膚が乾燥してかさかさしていること。

第21条．肺癰、胸満脹、一身面目浮腫、鼻塞り、清涕出で、香臭酸辛を聞かず、欬逆上気、喘鳴迫塞、葶藶大棗瀉肺湯之を主る。

〔注〕胸満脹は、胸が張ること。一身面目浮腫は、全身に浮腫のこと。鼻塞は、鼻閉のこと。清涕は、鼻汁のこと。香臭酸辛を聞かずとは、臭いや酸っぱい辛いも分からないこと。欬逆は、激しい咳のこと。上気は、喘息様の呼吸困難のこと。喘鳴迫塞は、喘鳴で喉が塞がりそうな状態のこと。

奔豚気病脈証治第八

〔注〕奔豚は、発作性神経症、ヒステリー、発作性頻拍症などの病気。

第1条．師の曰く、病に奔豚有り、吐膿有り、驚怖有り、火邪有り、此の四部の病、皆、驚より発して之を得る。

〔注〕吐膿は膿を吐く病気。火邪は、火針、お灸などの温熱刺激による邪気。

第2条．師の曰く、奔豚病、少腹より起り、上って咽喉を衝き、発作すれば死せんと欲するも、また還り止む、皆、驚恐より之を得る。

〔注〕還り止むとは、発作が終わり回復すると元に戻ること。

第3条．奔豚気、上って胸を衝き、腹痛、往来寒熱するは、奔豚湯之を主る。

〈奔豚湯方〉

甘草、芎藭、当帰各二両、半夏四両、黄芩二両、生葛五両、芍薬二両、生姜四両、甘李根白皮一升、

右九味、水二斗を以て、煮て五升を取り、一升を温服す、日に三、夜に一服す。

第4条：発汗後、焼鍼にてそれをして汗せしめ、鍼処は寒を被むり、核起りて赤き者、必ず賁豚を発し、気小腹より上って心に至る、其の核上に灸すること各一壮、桂枝加桂湯を与う、之を主る。

〈桂枝加桂湯方〉

桂枝五両、芍薬三両、甘草二両、炙る。生姜三両、大棗十二枚、

右五味、水七升を以て、微火にて煮て三升を取り、滓を去り、一升を温服す。

〔注〕核起りとは、鍼した部位が腫れること。

第5条：発汗後、臍下悸する者、賁豚を作さんと欲し、茯苓桂枝甘草大棗湯之

を主る。

〈茯苓桂枝甘草大棗湯方〉

茯苓半斤、甘草二両、炙る。大棗十五枚、桂枝四両、

右四味、甘瀾水一斗を以て、先ず茯苓を煮て、二升を減じ、諸薬を内れ、煮て三升を取り、滓を去り、一升を温服す、日に三服す。

〔注〕臍下悸とは、臍の下で動悸がすること。

胸痺心痛短気病脈証治第九

〔注〕胸痺、心痛は狭心症、心筋梗塞などを指す。短気病は、息切れ、呼吸促迫する病気。

第1条. 師の曰く、夫れ脈は当に太過不及を取るべし、陽微、陰弦、即ち胸痺して痛む、然る所以の者、其の極虚に責むるなり。今、陽虚、上焦に在るを知る。胸痺、心痛する所以の者、其の陰弦なるを以ての故なり。

〔注〕太過不及とは、脈が過剰な時と、不足した時のこと。陽微とは、寸（陽）の脈が微のこと。陰弦とは、尺（陰）の脈が弦のこと。

第2条. 平人、寒熱無く、短気し以て息するに足らざる者は実なり。

〔注〕平人は、健康な普通の人。短気は、息切れのこと。

第3条：胸痺の病、喘息、欬唾し、胸背痛み、短気、寸口の脈、沈にして遅、関上小緊数なるは、栝樓薤白白酒湯之を主る。

〈栝樓薤白白酒湯方〉

栝樓実一枚、搗く、薤白半斤、白酒七升、

右三味、同じく煮て二升を取り、分温再服す。

〔注〕短気は、息切れ、呼吸促迫のこと。寸口の脈は、寸関尺の中で橈骨動脈の遠位の脈。沈脈は、軽く圧迫して触れにくく、強く圧迫すると脈がよく触れる脈のこと。遅脈は、1回の吸気呼気の時間に脈拍が3回以下の脈。関は、橈骨茎状突起に相当する橈骨動脈の部位。緊脈は、有力で、絞った綱の様な脈。数脈は、1回の呼気吸気の時間に、脈拍が6以上の脈。

第4条：胸痺、臥するを得ず、心痛、背に徹する者、栝樓薤白半夏湯之を主る。

〈栝樓薤白半夏湯方〉

栝樓実一枚、薤白三両、半夏半斤、白酒一斗、

右四味、同じく煮て四升を取り、一升を温服す、日に三服す。

〔注〕臥するを得ずとは、横になることができないこと。心痛、背に徹するとは、胸が痛んで背中まで痛みがあること。

第5条：

胸痺、心中痞し、留気、結んで胸に在り、胸満、脇下より心を逆搶するは、枳実薤白桂枝湯之を主る。人参湯も亦之を主る。

〈枳実薤白桂枝湯方〉

枳実四枚、厚朴四両、薤白半斤、桂枝一両、栝樓実一枚、搗く

右五味、水五升を以て、先ず枳実厚朴を煮て、二升を取り、滓を去り、諸薬を内れ、煮ること数沸、分温三服す。

〈人参湯方〉

人参、甘草、乾姜、白朮各三両、

右四味、水八升を以て、煮て三升を取り、一升を温服す、日に三服す。

〔注〕心中は、医宗金鑑には心下則ち心窩部のことであるとの注があるが、胸痺であるので、胸の中と考える。心中痞は、胸の中がつかえていること。留気結んで胸に在りとは、気が結ぼれて気がめぐらず胸にとどまること。胸

満は、胸が張ること。脇下より心を逆搶するとは、脇下の気が心を突きあげること。

第6条．胸痺、胸中の気塞り、短気するは、茯苓杏仁甘草湯之を主る。橘枳姜湯亦之を主る。

〈茯苓杏仁甘草湯方〉

茯苓三両、杏仁五十箇、甘草一両、

右三味、水一斗を以て、煮て五升を取り、一升を温服す、日に三服す。

〈橘枳姜湯方〉

橘皮一斤、枳実三両、生姜半斤、

右三味、水五升を以て、煮て二升を取り、分温再服す。

〔注〕短気は、息切れ、呼吸促迫のこと。

第7条．胸痺、緩急の者、薏苡附子散之を主る。

〈薏苡附子散方〉

薏苡仁十五両、大附子十枚、炮ず、

右二味、杵きて散となし、方寸匕を服す。日に三服す。

〔注〕緩急は、緊急事態で差し迫った場合のこと。

第８条．心中痞、諸逆し、心懸痛するは、桂枝生姜枳実湯之を主る。

〈桂姜枳実湯方〉

桂枝、生姜各三両、枳実五枚、

右三味、水六升を以て、煮て三升を取り、分温三服す。

〔注〕心中痞は、胸の中のつかえである。諸逆は、下から突き上げて来る様々なもののこと。心懸痛は、胸が締めつけられる痛のこと。

第９条．心痛、背に徹し、背痛、心に徹す、烏頭赤石脂丸之を主る。

〈赤石脂丸方〉

蜀椒一両、一法は二分、烏頭一分、炮ず、附子半両、一法は一分、乾姜一両、一法は一分、

赤石脂一両、一法は二分。

右五味、之を末とし、蜜にて丸じ梧子大の如く、食に先だちて一丸を服す。日に三服す。

〔注〕徹は、とおす、突き通すこと。心痛背に徹しとは、心痛が背中を突き通すような感じをいう。

第10条．九痛丸、九種の心痛を治す。

附子三両、炮ず、生狼牙一両、炙り香ばしくす、巴豆一両、皮心を去り、熬る、脂の如く研す。人参、乾姜、呉茱萸各一両、

右六味、之を末とし、煉蜜にて丸とし梧子大の如くし、酒にて下す。強人は初め三丸を服す。日に三服す。弱き者は二丸。兼ねて卒中悪、腹脹痛、口言う能ざるを治す。又連年の積冷、心胸に流注して痛むを治す。并びに冷衝上氣、落馬墜車、血疾等、皆之を主る。口を忌むこと常法の如くす。

腹満寒疝宿食病脈証治第十

〔注〕腹満は、腹が張るという病気の症状。寒疝は寒冷によって腹中が拘攣して、臍周囲が痛む病気。宿食は飲食物が完全に消化されずに腸内に停滞していること。

第1条．趺陽の脈微弦、法まさに腹満すべし、満せざる者、必ず便難く、両胠、疼痛す。これ虚寒、下より上るなり、温薬を以て之を服す。
〔注〕趺陽の脈は足背動脈の脈であり、胃腸の状態をあらわす。脈微は、極めて細く軟らかで、圧迫すると消えてしまう脈。弦脈は、琴の弦を按ずるような脈。胠は、脇の下のこと。温薬は、身体を温める薬。

第2条．病者腹満、之を按じて、痛まざるを虚となし、痛む者を実となす。之を下すべし。舌黄にて未だ下さざる者、之を下せば黄自ら去る。

〔注〕虚は、虚証のこと。実は、実証のこと。舌黄は、舌苔が黄色であること。

第３条．腹満時に減ずるも、復た故の如し、此れ寒となす。当に温薬を与うべし。
〔注〕復た故の如しとは、元の状態に戻ること。

第４条．病者痿黄、躁して渇せず、胸中寒実して、利止まざる者は死す。
〔注〕痿黄は、暗い黄ばんだ色のこと。躁は、落ち着かないこと。胸中寒実は、胸の中に寒の邪気があること。利は、下痢のこと。

第５条．寸口の脈弦者、即ち脇下拘急して痛み、その人嗇嗇として悪寒す。
〔注〕寸口は、橈骨動脈の寸の位置の脈のこと。弦脈は、琴の弦を按ずるような脈である。拘急は、ひきつれること。嗇嗇は、ぞくぞくしてという意味。

第６条．それ中寒家、喜、欠し、その人清涕出づ、発熱して色和する者は、善く嚔す。

〔注〕中は『説文解字』には「中は、内なり」とある。中寒家は、腹部内臓に冷えの体質のある者のこと。喜は、しばしばという意味。欠はあくびのこと。清涕は、鼻水のこと。嚔は、くしゃみのこと。

第7条．中寒、其の人下利するは、裏虚するを以てなり、嚔せんと欲するも能わず、此の人、肚中寒す。

〔注〕中寒は、腹部内臓が冷える人のこと。裏虚は、胃腸が虚していること。肚は、腹、胃のこと。

第8条．それ瘦人、臍を繞りて痛み、必ず風冷有り、穀気行らず、しかるに反って之を下せば、其の気必ず衝く、衝かざる者、心下則ち痞す。

〔注〕瘦人は、痩せている人。臍を繞りは、臍の周りのこと。風冷は、寒の邪気のこと。穀気は、穀物の気のこと。其の気必ず衝くとは、気が必ず上を衝き挙げること。

第9条: 病、腹満、発熱すること十日、脈浮にして数、飲食故の如し、厚朴七物湯之を主る。

〈厚朴七物湯方〉

厚朴半斤、甘草、大黄各三両、大棗十枚、枳実五枚、桂枝二両、生姜五両、

右七味、水一斗を以て、煮て四升を取り、八合を温服す、日に三服す、嘔する者、半夏五合を加う、下利には、大黄を去る。寒多き者は、生姜を加え、半斤に至らしむ。

〔注〕飲食故の如しは、飲食が異常ないこと。

第10条: 腹中寒気、雷鳴切痛、胸脇逆満、嘔吐するは、附子粳米湯之を主る。

〈附子粳米湯方〉

附子一枚、炮ず、半夏半升、甘草一両、大棗十枚、粳米半升、

右五味、水八升を以て、煮て米熟し、湯成れば、滓を去り、一升を温服す、日に三服す。

〔注〕雷鳴切痛は、腹がゴロゴロ鳴って痛むこと。胸脇逆満は、腹から胸脇

に向かってつき上げてくること。

第11条：痛して閉する者、厚朴三物湯之を主る。

〈厚朴三物湯方〉

厚朴八両、大黄四両、枳実五枚、

右三味、水一斗二升を以て、先ず二味を煮て、五升を取り、大黄を内れて煮て三升を取り、一升を温服す、利するを以て度となす。

〔注〕閉は、便秘すること。

第12条：之を按じて心下満して痛む者、此れを実となすなり。当に之を下すべし、大柴胡湯に宜し。

〈大柴胡湯方〉

柴胡半斤、黄芩三両、芍薬三両、半夏半升、洗う、枳実四枚、炙る、大黄二両、大棗十二枚、生姜五両、

右八味、水一斗二升を以て、煮て六升を取り、滓を去り再煎し、一升を温

服す。日に三服す。

〔注〕下満は、心窩部が張っていること。実は、実証のこと。

第13条．腹満減ぜず、減ずるも言に足らざるもの、当に須らく之を下すべし。大承気湯に宜し。

〈大承気湯方〉

大黄四両、酒にて洗う、厚朴半斤、皮を去り、炙る、枳実五枚、炙る、芒消三合、

右四味、水一斗を以て、先ず二物を煮て、五升を取り、滓を去り、大黄を内れ、煮て二升を取り、芒消を内れ、更に火に上せ一二沸し、分温再服す。下を得れば余りを服する勿れ。

〔注〕減ずるも言に足らざるものとは、減じても言うほどでないこと。

第14条．心胸中大いに寒え痛み、嘔して飲食する能わず、腹中寒え、上衝すれば皮起り出で見われ、頭足有り上下し、痛みて触れ近くべからず、大建中湯之を主る。

〈大建中湯方〉

蜀椒二合、汗を去る、乾姜四両、人参二両、

右三味、水四升を以て、煮て二升を取り、滓を去り、膠飴一升を内れ、微火にて煎じ一升半を取り、分温再服す、一炊頃如りにして、粥二升を飲むべし、後更に服す。当に一日糜を食して、之を温覆すべし。

〔注〕上衝すれば皮起り出で見われとは、上へ衝き上がるので腹部の皮膚が盛り上がること。頭足有り上下しとは、頭や足があるように、腹壁が上下すること。痛みて触れ近くべからずとは、疼痛のため触れることができないこと。

第15条．脇下偏痛、発熱し、其の脈緊弦、此れ寒なり、温薬を以て之を下せ、大黄附子湯に宜し。

〈大黄附子湯方〉

大黄三両、附子三枚、炮ず、細辛二両、

右三味、水五升を以て、煮て二升を取り、分温三服す、若し強人には二升

半を煮て取り、分温三服す、服して後、人の行くこと四五里如に、一服を進む。

〔注〕脇下偏痛は、脇腹が痛むこと。脈緊は、有力で、絞った綱の様な脈。弦脈は、琴の弦を按ずるような脈。温薬を以て之を下せとは、身体を温める下剤を用いること。

第16条．寒気厥逆は、赤丸之を主る。

〈赤丸方〉

茯苓四両、半夏四両、洗う、一方に桂を用う、烏頭二両、炮ず、細辛一両、千金は人参に作る。

右六味、之を末とし、真朱内れて色をなし、煉蜜にて麻子大の如くに丸じ、食に先だって三丸を酒にて、飲み下す。日に再、夜に一服す。知らざれば稍之を増し、知るを以て度となす。

〔注〕寒気厥逆とは、寒疝が上逆し四肢厥冷すること（浅田宗伯）。

第17条：腹痛、脈弦にして緊、弦は則ち衛気行らず、即ち悪寒す、緊は則ち食を欲せず、邪正相搏ち、即ち寒疝となす、寒疝は臍を遶りて痛み、若し発すれば則ち白汗出で、手足厥冷、其の脈沈弦の者、大烏頭煎之を主る。

〈烏頭煎方〉

烏頭大者五枚、熬り、皮を去り、㕮咀せず

右水三升を以て、煮て一升を取り、滓を去り、蜜二升を内れ、煎じて水気を尽くさしめ、二升を取る。強人は七合を服し、弱人は五合を服す、差えざれば明日更に服す。一日に再服すべからず。

〔注〕脈弦は、琴の弦を按ずるような脈。緊脈は、有力で絞った綱の様な脈。搏はとらえる、とる、たたくという意味。邪正相搏ちとは、邪気と正気が集まってということ。脈沈は、軽く圧迫して触れにくく、強く圧迫すると脈がよく触れる脈。

第18条：寒疝、腹中痛み、及び脇痛、裏急の者、当帰生姜羊肉湯之を主る。

〈当帰生姜羊肉湯方〉

当帰三両、生姜五両、羊肉一斤、

右三味、水八升を以て、煮て三升を取り、七合を温服し、日に三服す、若し寒多き者、生姜を加えて一斤と成す。痛み多くして嘔する者、橘皮二両、白朮一両を加う、生姜を加うる者も亦水五升を加う、煮て三升二合を取り之を服す。

〔注〕裏急は、虚証で腹部が拘攣すること。

第19条. 寒疝、腹中痛み、逆冷して、手足不仁す、若し身疼痛し、灸刺、諸薬にて治する能わざれば、抵当烏頭桂枝湯之を主る。

〈烏頭桂枝湯方〉

烏頭

右一味、蜜二斤を以て、煎じて半を減じて、滓を去り、桂枝湯五合を以て之を解き、一升を得せしめて後、初め二合を服し、知らざれば即ち三合を服し、又、知らざれば復加えて五合に至る。其の知る者は酔状の如し、吐を得る者、病に中るとなす。

〈桂枝湯方〉

桂枝三両、皮を去る、芍薬三両、甘草二両、炙る、生姜三両、大棗十二枚、

右五味、㕮み、水七升を以て、微火にて煮て三升を取り、滓を去る。

〔注〕逆冷はひどく冷えること。手足不仁は、手足のしびれ、知覚障害のこと。

第20条．其の脈、数にして緊、乃ち弦、状、弓の弦の如し。之を按じて移らず、脈数弦の者、当に其の寒を下すべし、脈緊大にして遅の者、必ず心下堅、脈大にして緊の者は、陽中陰有り、之を下すべし。

〔注〕脈数は、医師の1回の呼気吸気の時間に、脈拍が6以上の脈。緊脈は、有力で、絞った綱の様な脈。弦脈は、琴の弦を按ずるような脈。遅脈は、医師の1回の吸気呼気の時間に脈拍が3回以下のもの。心下堅は、心窩部が堅いこと。

附方

第21条：外台の烏頭湯、寒疝、腹中絞痛し、賊風、入って五臓を攻め、拘急して転側するを得ず、発作時有り、人をして陰縮まり、手足厥逆を治す。
〔注〕外台は、唐の時代の医書『外台秘要』のこと。賊風は、人の身体を侵す外邪のこと。陰縮は、陰嚢が縮むこと。

第22条：外台の柴胡桂枝湯方、心腹卒中痛の者を治す。
柴胡四両、黄芩、人参、芍薬、桂枝、生姜各一両半、甘草一両、半夏二合半、大棗六枚、
右九味、水六升を以て、煮て三升を取り、一升を温服す、日に三服す。
〔注〕心腹卒中痛は、胸腹部が突然に痛むこと。

第23条：外台の走馬湯、中悪、心痛、腹脹、大便通ぜざるを治す。
巴豆二枚、皮心を去り、熬る、杏仁二枚、
右二味、綿にて纏み、槌にて砕かしめ、熱湯二合を以て、白汁を捻り取り

之を飲む、当に下るべし。老小は之を量る、飛尸、鬼撃病を通治す。
〔注〕中悪は、急性中毒。心痛は、胸腹部の疼痛のこと。

第24条：問うて曰く、人病に宿食有り、何を以之を別つと。師の曰く、寸口の脈、浮にして大、之を按じて反って濇、尺中もまた微にして濇、故に宿食有るを知る、大承気湯之を主る。
〔注〕宿食は飲食物が完全に消化されずに腸内に停滞する病気。

第25条：脈数にして滑の者は実なり。これ宿食有り、之を下せば愈ゆ、大承気湯に宜し。

第26条：下利、食を欲せざる者は、宿食有り、当に之を下すべし、大承気湯に宜し。
〈大承気湯方〉

第27条．宿食、上脘に在れば、当に之を吐すべし、瓜蔕散に宜し。

〈瓜蔕散方〉

瓜蔕一分、熬りて黄ならしむ。赤小豆一分、煮る、

右二味、杵きて散となす、香豉七合を以て、煮て汁を取り、散一錢匕を和して、之を温服す、吐せざる者、少しく之を加え、快く吐するを以て度となして止む。

〔注〕上脘は、臍上方5寸の処で、胃のあたり。

第28条．脈緊にして転索、常無き如き者、宿食有るなり。

〔注〕転索は、ねじれた縄のような状態のこと。常無き如きとは、いつもと違う時のこと。

第29条．脈緊にして頭痛、風寒、腹中に宿食有るは、化せざるなり。

〔注〕化せざるなりとは、消化しないということ。

五藏風寒積聚病脈証并治第十一

第1条．肺の中風は、口燥して喘し、身運して重く、冒して腫脹す。
〔注〕運は、めぐる、まわるという意味。冒は、頭にかぶる、おおうという意味。

第2条．肺の中寒は、濁涕を吐す。
〔注〕濁は、にごること。涕は涙のこと。

第3条．肺の死臓は、之を浮べて虚、之を按じて弱、葱葉の如く、下に根無きものは死す。
〔注〕死臓は、死を示唆する脈のこと。

第4条．肝の中風は、頭目瞤し、両脇痛み、行くに常に傴み、人をして甘を嗜しむ。

〔注〕傴は身体をかがむ、腰をまげる、背中をまげること。

第5条．肝の中寒は、両臂、挙らず。舌本燥き、喜ば太息し、胸中痛み、転側するを得ず、食すれば則ち吐し、汗出づるなり。

〔注〕臂は、うでのこと。太息は、ためいき。

第6条．肝の死臓は、之を浮べて弱く、之を按じて索《もと》むれども来らざるが如く、或は曲って蛇の行く如き者は死す。

〔注〕死臓は、死の脈。

第7条．肝著、其の人常に其の胸上を蹈《ふ》むを欲す、未だ苦しまざる時に先だちて、ただ熱きを飲まんと欲す、旋復花湯之を主る。

〔注〕著は、くっつく、つけるという意味。肝著は、寒の邪気が肝にくっついた病気。

第8条：心の中風は、翕翕発熱し、起きること能わず、心中飢え、食すれば即ち嘔吐す。

〔注〕翕翕は、いっせいに身体の中で発熱がおこる様子をいう。

第9条：心の中寒は、其の人、心を病みて苦しみ蒜《にんにく》を噉《くら》う状の如し、劇しき者、心痛、背に徹し、背痛、心に徹し、譬えば、蠱注の如し、其の脈浮の者、自ら吐して乃ち愈ゆ。

〔注〕蠱注は、寄生虫によって疼痛がおこる病気。

第10条：心傷は、其の人労倦すれば、即ち頭面赤くして下重く、心中痛んで自ら煩し、発熱す。臍に当りて跳《おど》り、其の脈弦、此れ心臓が傷るるために致す所なり。

〔注〕労倦は、くたびれること。

第11条：心の死臓は之を浮べば実、麻豆の如し、之を按じて益々躁疾の者は死す。

〔注〕死臓は、死の脈のこと。麻豆は、麻子仁のこと。躁疾は、脈が速く乱れている状態のこと。

第12条．邪哭、魂魄をして不安からざしむる者は、血気少きなり、血気少き者、心に属す。心気虚の者、其の人則ち畏れ、目を合して眠らんと欲すれば、夢に遠行して、精神離散し、魂魄、妄行す。陰気衰える者、癲となし。陽気衰える者、狂となす。

〔注〕邪哭は、精神障害のこと。魂魄はたましいのこと。癲は、狂う、精神に異常を生ずること、あるいは癲癇のこと。

第13条．脾の中風、翕翕として発熱し、形酔人の如く、腹中煩重、皮目瞤々として短気す。

〔注〕酔人は、酔っぱらい。煩は、わずらう、もだえること。煩重は、わずらわしく重いこと。皮目は、皮膚のこと。瞤々は、ぴくぴくすること。

第14条．脾の死臓は、之を浮べて大堅、之を按じて覆杯の如く、潔潔状として揺るる如き者は死す。

〔注〕死臓は、死の脈のこと。覆杯は、杯をひっくりかえすこと。之を浮べて大堅、之を按じて覆杯の如く、潔潔は、中空でなにもないこと。

第15条．趺陽の脈、浮にして濇、浮なれば則ち胃気強し。濇なれば、則ち小便数、浮濇相搏ち、大便則ち堅く、其の脾、約となす、麻子仁丸之を主る。

〈麻子仁丸方〉

麻子仁二升、芍薬半斤、枳実一斤、大黄一斤、厚朴一尺、杏仁一升、

右六味、之を末とし、煉蜜に和し梧子大に丸じ、十丸を飲服す、日三、知るを以て度となす。

〔注〕趺陽の脈は、足背動脈の拍動である。浮脈は、軽く橈骨動脈に触れてよく触れ、強く圧迫すると脈が触れにくい脈。濇脈は、刀で竹を削るように、脈の往来が滑らかでない脈。約は、結ぶこと。脾約は、便秘のこと。

第16条．腎著の病、其の人身体重く、腰中冷え、水中に坐するが如く、形水状の如くにして、反って渇せず、小便自利し、飲食故の如きは、病、下焦に属す。身労して汗出で、衣裏冷湿し、久久にして之を得。腰以下冷痛し、腹重きこと五千銭を帯ぶる如し。甘姜苓朮湯之を主る。

〈甘草乾姜茯苓白朮湯方〉

甘草、白朮各二両、乾姜、茯苓各四両、

右四味、水五升を以て、煮て三升を取り、分温三服す、腰中即ち温まる。

〔注〕小便自利は、尿がよくでること。下焦は、下腹部のこと。衣裏冷湿は、衣服の裏が汗で湿って冷えること。

第17条．腎の死臓は、之を浮べて堅く、之を按ずるに丸を転ずるが如くに乱る、益々下って尺中に入る者は死す。

〔注〕腎の死臓は、腎の死の脈。丸を転ずるが如くとは、玉がころがるようにということ。下って尺中に入るとは、寸脈から尺脈に脈状がみられること。

第18条：寒問ふて曰く、三焦の竭部、上焦竭くれば善く噫す。何の謂ぞや。師の曰く。上焦、中焦の気を受けて、未だ和せず、穀を消する能わず、故に能く噫するのみ。下焦竭くれば、則ち遺溺、失便あれども、其の気和せずして、自ら禁制すること能わず、治に須ずとも、久くして則ち愈ゆ。

〔注〕三焦は、上焦（胸部）、中焦（上腹部）、下焦（下腹部）のこと。竭は、つきる、なくなる、枯れること。噫は、げっぷのこと。遺溺は、尿失禁のこと。失便は、大便が漏れること。

第19条：師の曰く、熱上焦に在る者、欬するに因って、肺痿となる。熱中焦に在る者、則ち堅となす。熱下焦に在る者、則ち尿血し、亦、淋祕して通ぜざらしむ。大腸に寒有る者、多くは鶩溏し、熱有る者、便腸垢す。小腸に寒有る者、其の人下重して便血す。熱有る者、必ず痔す。

〔注〕鶩は「あひる」のことで、鶩溏はあひるの便のような軟便のこと。便腸垢は粘液便のこと。淋祕して通ぜざらしむとは、尿が快く通じないこと。

第20条.　問うて曰く、病に積あり、聚有り、穀気有り、何の謂ぞや。師の曰く、積は臓病なり、終に移らず、聚は府病なり。発作時有り。展転痛み移る。治すべしとなす。穀気は、脇下痛み、之を按ぜば則ち愈え復た発するを穀気となす。諸の積の大法。脈来ること細にして骨に附くもの、乃ち積なり。寸口は、積、胸中に在り、微し寸口を出づれば、積喉中に在り、関上は、積臍傍に在り、関上を上れば、積心下に在り、微し関を下れば、積少に在り、脈両出づれば、積中央に在り、各々其の部を以て之を処す。

〔注〕積は、腹内の固定した腫瘤をいう。聚は、疼痛や腫れが一時的で固定していないもの。穀気は、穀気病であり、摂取した食物や水分が腹部に停滞した病態。諸の積は、五積（肝積、心積、脾積、肺積、腎積）を指す。気衝は、鼠蹊部にある穴で、恥骨結合上縁と同じ高さで前正中線の外方2寸。

痰飲欬嗽病脈証并治第十二

第1条．師の曰く、痰飲あり、懸飲あり、溢飲あり、支飲あり。

第2条．問うて曰く、夫れ飲に四あり。何を以て異なるとなす。

師の曰く、其の人素《もと》盛にして今痩せ、水腸間を走りて、瀝瀝として声あり、之を痰飲と謂う。飲みて後、水流れて脇下にあり。欬唾引痛す。之を懸飲と謂う。飲水流れ行き、四肢に帰し、当に汗出づべくして汗出でず、身体疼重す。之れ溢飲と謂う。欬逆倚息、短気臥するを得ず。其の形腫の如し、之れ支飲と謂う。

〔注〕痰飲は、以前元気だった人が、痩せてきて、水毒が腸間に溜まって、水の音がする病気。懸飲は、水を飲んだ後に、水毒が脇下に溜まって、咳や痰が出て、胸が痛む病気で胸膜炎などを指す。溢飲は、飲んだ水が流れて、

四肢に到達し、汗が出るはずなのに、汗が出ないで、身体が重く痛む病気で、四肢の浮腫、関節炎などの病気を指す。支飲は、咳が出て苦しくなり、起坐呼吸の状態で、むくみがある病気で心不全のような病気。瀝瀝は、液体のしたたり落ちる音の形容。

第3条．水心に在れば、心下堅く、築き、短気し、水を悪みて飲むを欲せず。

〔注〕水心に在るとは、水毒が心に在ること。築きは、『説文解字』には「築は擣なり」とあり、擣は「うつ、たたく」であるから、築は動悸のこと。短気は、呼吸促迫のこと。

第4条．水肺に在れば、涎沫を吐きて、水を飲まんと欲す。

〔注〕水が肺に在るとは、水毒が肺に在ること。涎沫は、よだれ、唾液のこと。

第5条．水脾に在れば、少気、身重し。

〔注〕水脾に在るとは、水毒が脾に在ること。少気は、浅い呼吸のこと。

第6条：水肝に在れば、脇下支満し、嚔して痛む。
〔注〕水肝に在るとは、水毒が肝に在ること。脇下支満は、脇下が張ること。嚔は、くしゃみのこと。

第7条：水腎に在れば、心下悸す。
〔注〕水腎に在るとは、水毒が腎に在ること。心下悸は、心窩部が動悸すること。

第8条：夫れ、心下に留飲有り。其の人、背寒冷すること、手の大きさの如し。
〔注〕心下に留飲有りとは心窩部に水毒があること。

第9条：留飲は、脇下の痛み欠盆にひき、欬嗽すれば輒ち已む。
〔注〕欠盆は、鎖骨上窩にある針灸の穴のこと。「ひき」とは、放散すること。「已む」では意味が通らず、「甚だし」が正しい。

第10条．胸中に留飲あれば、其の人短気して渇す。四肢の歴節痛み、脈沈の者、留飲あり。

〔注〕短気は、息切れのこと。歴節は、関節のこと。沈脈は、軽く圧迫して触れにくく、強く圧迫するとよく触れる脈。

第11条．膈上、痰を病み、満喘欬して吐す。発すれば則ち寒熱し、背痛み腰疼し、目泣自ら出で、其の人振振として、身瞤すること劇しければ、必ず伏飲あり。

〔注〕満喘欬とは、胸満して喘々して咳がでること。目泣自ら出でとは、涙が自然にでること。振振として身瞤するとは、全身が振るえること。伏飲とは、水毒が顕在化しないで潜んでいるもの。

第12条．夫れ病人、水を飲むこと多ければ、必ず暴に喘満す。凡そ食少く飲多ければ、水心下に停る、甚しき者、則ち悸し、微なる者、短気す。脈雙弦の者は寒なり。皆大いに下して後、善ば虚するなり。脈偏弦の者、飲なり。
〔注〕脈雙弦は、両手の脈が弦であること。脈偏弦とは、左右の片方の脈が弦であること。

第13条：肺飲は弦ならず。但だ喘を苦しみ短気す。
〔注〕肺飲は弦ならずとは、肺に水毒があると脈は弦にはならないという意味。

第14条：支飲もまた喘して臥すこと能わず、短気を加う、其の脈平なり。

第15条：痰飲を病む者、当に温薬を以て之を和すべし。
〔注〕和すべしとは、治療するという意味。

第16条：心下に痰飲有り、胸脇支満、目眩するは、苓桂朮甘湯之を主る。
〈苓桂朮甘湯方〉
茯苓四両、桂枝、白朮各三両、甘草二両、

右四味、水六升を以て、煮て三升を取り、分温三服す。小便則ち利す。

〔注〕心下は、心窩部のこと。胸脇支満は、胸脇部が膨満していること。

第17条．夫れ、短気、微飲有り、当に小便より之を去るべし、苓桂朮甘湯之を主る。腎気丸も亦之を主る。

〔注〕短気は、呼吸促迫、息切れのこと。微飲は、わずかな水毒のこと。

第18条．病者脈伏し、其の人、自利せんと欲し、利、反って快し、利すと雖も心下続きて堅満、此れ留飲去らんと欲するが故なり、甘遂半夏湯之を主る。

〈甘遂半夏湯方〉

甘遂大なる者三枚、半夏十二枚、水一升を以て、煮て半升を取り、滓を去り、芍薬五枚、甘草、指の大きさの如き一枚、炙る、一本は無に作る。

右四味、水二升を以て、煮て半升を取り、滓を去り、蜜半升を以て、薬汁を和し、煎じて八合を取り、之を頓服す。

〔注〕脈伏とは、骨に着く程強く按圧してやっと触れる脈のこと。

第19条．脈浮にして細滑、飲を傷る。
〔注〕細脈とは、糸を張った様に細く軟らかくまっすぐに触れる脈のこと。滑脈とは、玉が指の下をころがる感じの脈である。

第20条．脈弦数は寒飲有り、冬夏は治し難し。
〔注〕弦脈は、琴の弦を按ずるような脈のこと。数脈は、1回の呼気吸気の時間に、脈拍が6以上のもの。

第21条．脈沈にして弦なるは、懸飲内痛す。
〔注〕沈脈は、軽く圧迫して触れにくく、強く圧迫すると脈がよく触れる脈。懸飲は、胸膜炎のような病気。内痛とは、胸部が痛むこと。

第22条．懸飲を病む者、十棗湯之を主る。

〈十棗湯方〉
芫花熬る、甘遂、大戟、各等分、
右三味、擣き篩い、水一升五合を以て、先ず肥なる大棗十枚を煮て、八合を取り、滓を去り、薬末を内れ、強人は一銭匕を服り、羸人は半銭を服す。平旦に之を温服す。下らざる者、明日、更に半銭を加う、快下を得て後、糜粥にて自ら養う。

第23条：溢飲を病む者、当に其の汗を発すべし、大青竜湯之を主る、小青竜湯も亦之を主る。
〈大青竜湯方〉
麻黄六両、節を去る、桂枝二両、皮を去る、甘草二両、炙る、杏仁四十箇、皮尖を去る、生姜三両、切る。大棗十二枚、石膏鶏子大の如く、砕く、
右七味、水九升を以て、先ず麻黄を煮て、二升を減じ、上沫を去り、諸薬を内れ、煮て三升を取り、滓を去り、一升を温服す、微似汗を取り、汗多き者、温粉にて之を粉す。

〈小青竜湯方〉
麻黄節を去る、三両、芍薬三両、五味子半升、乾姜三両、甘草三両、炙る、細辛三両、桂枝三両、皮を去る、半夏半升、湯にて洗う、
右八味、水一斗を以て、先ず麻黄を煮て、二升を減じ、上沫を去り、諸薬を内れ、煮て三升を取り、滓を去り、一升を温服す。
〔注〕溢飲は、飲んだ水が流れて、四肢に到達し、汗が出るはずなのに、汗が出ないで、身体が重く痛む病気で、四肢の浮腫、関節炎などの病気を指す。

第24条．膈間の支飲、其の人喘満し、心下痞堅、面色黧黒、其の脈沈緊、之を得て、数十日、医之を吐下して愈えざるは、木防已湯之を主る。虚の者は則ち愈ゆ。実の者は三日にして復た発す。復た与えて愈えざる者、木防已湯去石膏加茯苓芒消湯に宜し。之を主る。
〈木防已湯方〉
木防已三両、石膏十二枚、鶏子大、桂枝二両、人参四両、
右四味、水六升を以て、煮て二升を取り、分温再服す。

〈木防已加茯苓芒消湯方〉

木防已、桂枝各二両、人参四両、芒消三合、茯苓四両、

右五味、水六升を以て、煮て二升を取り、滓を去り、芒消を内れ、再び微しく煎じ、分温再服す。微利すれば則ち愈ゆ。

〔注〕膈は、横隔膜のこと。膈間とは、胸と腹の間のこと。膈間の支飲とは、胸と腹の間の水毒のこと。心下は、上腹部であり、心下痞堅は、上腹部が堅いこと。黧黒は、黄色をおびた黒色。面色黧黒とは、顔面が黄色をおびた黒色であること。

第25条．心下に支飲有り、其の人冒眩に苦しむは、沢瀉湯之を主る。

〈沢瀉湯方〉

沢瀉五両、白朮二両、

右二味、水二升を以て、煮て一升を取り、分温再服す。

〔注〕心下は、心窩部のこと。支飲は、水毒のこと。冒眩は、めまいのこと。

第26条：支飲、胸満する者、厚朴大黄湯之を主る。
〈厚朴大黄湯方〉
厚朴一尺、大黄六両、枳実四枚、
右三味、水五升を以て、煮て二升を取り、分温再服す。
〔注〕胸満は、胸が張ること。

第27条：支飲、息すること得ざるは、葶藶大棗瀉肺湯之を主る。

第28条：嘔家、本渇す。渇する者解せんと欲すとなす。今反って渇せず、心下に、支飲有るが故なり。小半夏湯之を主る。
〈小半夏湯方〉
半夏一升、生姜半斤、
右二味、水七升を以て、煮て一升半を取り、分温再服す。

第29条：腹満、口舌乾燥するは、此れ腸間に水気有り、已椒藶黄丸之を主る。

〈防已椒目葶藶大黄丸方〉

防已、椒目、葶藶、熬る、大黄各一両、

右四味、之を末とし、蜜にて丸じ、梧子大の如くす、食に先だちて一丸を飲服す、日に三服す。稍増せば、口中に津液有り、渇する者、芒消半両を加う。

第30条．卒かに嘔吐、心下痞、膈間に水有り、眩悸する者、半夏加茯苓湯之を主る。

〈小半夏加茯苓湯方〉

半夏一升、生姜半斤、茯苓三両、一法に四両、

右三味、水七升を以て、煮て一升五合を取り、分温再服す。

〔注〕心下痞は、心窩部のつかえのこと。膈間は、胸と腹の間のこと。眩は、めまい。悸は、動悸のこと。

第31条．若し、瘦人、臍下に悸有り、涎沫を吐して、癲眩す、これ水なり、五

苓散之を主る。

〈五苓散方〉

沢瀉一両一分、猪苓三分、皮を去る、茯苓三分、白朮三分、桂枝二分、皮を去る、

右五味、末となし、白飲にて方寸匕を服す。日に三服す。多く暖水を飲む、汗出でて愈ゆ。

〔注〕癲は顛と同じで、一番高い所、山頂、頭の意味。癲眩は、めまいのこと。

附方

第32条．外台茯苓飲は、心胸中に停痰宿水あり、自ら水を吐出して後、心胸間に虚気満ちて、食すること能わざるを治す。痰気を消して能く食せしむ。

茯苓、人参、白朮各三両、枳実二両、橘皮二両半、生姜四両、

右六味、水六升にて、煮て一升八合を取り、分温、三服す。人の行くこと八九里の如くにして之を進む。

〔注〕停痰宿水は、水毒のこと。心は、広い意味で胃を指す。心胸は胸腹のこと。虚気はガスのこと。

第33条：欬家、其の脈弦なるは水有りとなす、十棗湯之を主る。
〔注〕欬家は、よく咳のでる人。

第34条：夫れ支飲家あり、欬煩し、胸中痛む者、卒に死せず、一百日或いは一歳に至る、十棗湯に宜し。
〔注〕支飲家は、支飲（水毒）のある者。煩は、悶える、思い悩む、胸がつかえる。欬煩は、咳して悶えること。一歳は、一年のこと。

第35条：久欬数歳、其の脈弱の者、治すべし、実大数の者は死す。其の脈、虚の者は必ず冒を苦しむ。其の人、本支飲有り、胸中に在るが故なり。治は飲家に属す。
〔注〕久欬は、長期間咳がでること。数歳は、数年のこと。

第36条：欬逆倚息、臥するを得ず、小青竜湯之を主る。
〔注〕欬逆は、咳のこと。倚息は、呼吸促迫、呼吸困難のこと。

第37条．青竜湯を下し已り、多唾、口燥、寸脈沈、尺脈微、手足厥逆して、気小腹より胸咽に上衝して、手足痺し、其の面、酔状の如く翕然として熱し、因って復た陰股に下流し、小便難、時に復た冒する者、茯苓桂枝五味甘草湯を与え、其の気衝を治す。

〈桂苓五味甘草湯方〉

茯苓四両、桂枝四両、皮を去る、甘草炙る、三両、五味子半升、

右四味、水八升を以て、煮て三升を取り、滓を去り、分三温服す。

〔注〕厥逆は、手足が冷えること。酔状は、酒にようこと。翕然は、集まり合うさま、鳥の飛び立つさま。気衝は、気が上に昇って衝くこと。

第38条．衝気即ち低く、しかも反って更に欬し、胸満の者、桂苓五味甘草湯去桂加乾姜細辛を用い、以て、其の欬満を治す。

〈苓甘五味姜辛湯方〉

茯苓四両、甘草、乾姜、細辛各三両、五味子半升、

右五味、水八升を以て、煮て三升を取り、滓を去り、半升を温服す。日に

三服す。

〔注〕衝気は、上衝した気のこと。欬満は、咳して胸が張る状態。

第39条．欬満即ち止み、而して更に復た渇し、衝気復た発する者、細辛乾姜熱薬たるを以てなり、之を服して当に遂に渇すべし、而して渇反って止む者、支飲となすなり、支飲は、法当に冒すべし、冒する者必ず嘔す。嘔する者、復た半夏を内れ、以て其の水を去る。

〈桂苓五味甘草去桂加乾姜細辛半夏湯方〉

茯苓四両、甘草、細辛、乾姜各二両、五味子、半夏各半升、

右六味、水八升を以て、煮て三升を取り、滓を去り、半升を温服す、日に三服す。

第40条．水去り嘔止み、其の人、形腫る者、杏仁を加えて之を主る。其の証は応に麻黄を内るべきに、其の人遂に痺するを以ての故に之を内れず、若し逆して之を内る者は必ず厥す。然る所以の者、其の人血虚し、麻

黄其の陽を発するを以ての故なり。

〈苓甘五味加姜辛半夏杏仁湯方〉

茯苓四両、甘草三両、五味子半升、乾姜三両、細辛三両、半夏半升、杏仁半升、皮尖を去る。

右七味、水一斗を以て、煮て三升を取り、滓を去り、半升を温服す、日に三服す。

第41条．若し面熱して酔えるが如きは、此れ胃熱上衝して其の面を熏ずとなす、大黄を加えて以て之を利す。

〈苓甘五味加姜辛半杏大黄湯方〉

茯苓四両、甘草三両、五味子半升、乾姜三両、細辛三両、半夏半升、杏仁半升、大黄三両

右八味、水一斗を以て、煮て三升を取り、滓を去り、半升を温服す、日に三服す。

〔注〕熏ずは、いぶす、焼くの意味。其の面を熏ずとは、顔面を焼くこと。

第42条：先ず渇して後嘔するは、水心下に停まるとなす、此れ飲家に属す、小半夏茯苓湯之を主る。

〔注〕心下は、心窩部で、胃のこと。

消渇小便利淋病脈証并治第十三

〔注〕消渇は、口渇と頻尿、多尿を呈する疾患で、現代では、糖尿病のこと。小便利は、尿が出ているという症状。淋病は小便が滞り、痛む病気。

第1条．厥陰の病たる、消渇、気上りて心を撞き、心中疼熱、飢えて食を欲せず、食すれば則ち蚘を吐し、之を下せば肯《あ》えて止まず。

〔注〕厥陰病は、陰証の極致で、最も寒が強く重篤な状態。消渇は、口渇と水を多量にのむ症状。撞は、鐘を撞くの意味で「たたく」ということ。心中は、胸中の意味。疼熱は焼けるように痛いこと。

第2条．寸口の脈、浮にして遅、浮は即ち虚となす、遅は即ち労となし、虚は則ち衛気不足、労は則ち栄気竭く、趺陽の脈、浮にして数、浮は即ち気となし、数は即ち穀を消し而して大いに堅し、気盛んなれば則ち溲数、溲数は即ち堅、堅数相搏ち、即ち消渇となす。

〔注〕寸口の脈は、脈診で触れる腕の橈骨動脈の遠位部。浮脈は、軽く橈骨動脈に触れてよく触れ、強く圧迫すると脈が触れにくい脈。遅脈は、1回の吸気呼気の時間に脈拍が3回以下のもの。数脈は、1回の呼気吸気の時間に、脈拍が6以上の脈。衛気は、脈の外を運行する気。栄気は、脈の中を運行する気。趺陽の脈は、足背動脈のこと。溲《そう》は小便をすること。

第3条：男子、消渇、小便反って多く、一斗を飲むに以て、小便一斗なるは、腎気丸之を主る。

〔注〕漢の時代の1斗は、1・98リットル。腎気丸は、八味地黄丸のこと。

第4条：脈浮、小便不利、微熱消渇の者、宜しく小便を利し、発汗すべし、五苓散之を主る。

第5条：渇して水を飲まんと欲し、水入れば則ち吐す者、名づけて水逆と曰う、五苓散之を主る。

〔注〕水逆は、咽が乾いている時に、水を飲んで直ぐに嘔吐するもの。

第6条：渇して水を飲まんと欲し、止まざる者、文蛤散之を主る。

〈文蛤散方〉

文蛤五両、

右一味、杵きて散となし、沸湯五合を以て、和して方寸匕を服す。

第7条：淋の病たる、小便粟状の如く、小腹弦急し、痛み臍中に引く。

〔注〕淋の病は小便が滞り、痛む病気。

第8条：趺陽の脈、数は、胃中に熱有り、即ち穀を消し食を引き、大便必ず堅く、小便即ち数。

〔注〕趺陽の脈は、足背動脈のこと。穀を消しとは、消化すること。食を引きについて、食を「飲」としている注解本『金匱要略心典』がある。引は、

進む、伸ばすなどの意味。

第9条. 淋家、汗を発すべからず、発汗則ち必ず便血す。

第10条. 小便不利の者、水気あり、其の人若し渴すれば、栝樓瞿麦丸之を主る。

〈栝樓瞿麦丸〉

栝樓根二両、茯苓、薯蕷各三両、附子一枚、炮ず、瞿麦一両、

右五味、之を末とし、煉蜜にて梧子大に丸じ、三丸を飲服す、日に三服す、知らざれば増して七、八丸に至る。小便利し、腹中温まるを以て、知るとなす。

〔注〕水気は、水毒のこと。

第11条. 小便不利、蒲灰散之を主る。滑石白魚散、茯苓戎鹽湯、並びに之を主る。

〈蒲灰散方〉

蒲灰七分、滑石三分、

右二味、杵きて散となし、方寸匕を飲服す、日に三服す。

〈滑石白魚散方〉

滑石二分、乱髪二分、焼く、白魚二分、

右三味、杵きて散となし、半銭匕を飲服す、日に三服す。

〈茯苓戎塩湯方〉

茯苓半斤、白朮二両、戎塩弾丸大、一枚、

右三味。

第12条：渇して水を飲まんと欲し、口乾舌燥の者、白虎加人参湯之を主る。

第13条：脈浮、発熱、渇して水を飲まんと欲し、小便不利の者、猪苓湯之を主る。

〈猪苓湯方〉

猪苓皮を去る、茯苓、阿膠、滑石、沢瀉各一両、

右五味、水四升を以て、先ず四味を煮て、二升を取り、滓を去り、膠を内れ烊消し、七合を温服す、日に三服す。

水氣病脈証并治第十四

〔注〕水気病とは、浮腫などの水毒の病気のことである。

第1条．師の曰く、病に風水あり、皮水あり、正水あり、石水あり、黄汗あり、風水は、其の脈自ら浮、外証は、骨節疼痛し、悪風する、皮水は、其の脈また浮、外証は、胕腫し、之を按じて指を没し、悪風せず、其の腹、鼓の如く、渇せず、当に其の汗を発すべし。正水は、其の脈沈遅、外証は自ら喘し、石水は、其の脈自ら沈、外証は腹満して、喘せず、黄汗は、其の脈沈遅、身発熱、胸満、四肢頭面腫れ、久しく愈えず、必ず癰膿を致す。

〔注〕風水は、風の邪気により浮腫を生ずる病気で、急性腎炎様の病氣。皮水は、浮腫があり、按圧すると指の痕が残る。正水は、喘々するもので、肺水腫様の病気。石水は、腹水を呈する病氣。黄汗は、四肢や頭部顔面は腫れ

る病気で急性腎炎様の病気。

第2条．脈浮にして洪、浮は則ち風となし、洪は則ち気となす、風気相搏ち、風強れば則ち隠疹となし、身体痒をなす。痒は泄風となし、久くして痂癩となす、気、強なれば則ち水となし、以て俛仰し難し、風気相撃ち、身体洪腫す。汗出づれば乃ち愈ゆ。悪風すれば則ち虚、此れを風水となす、悪風せざる者、小便通利す。上焦に寒有り、其の口、涎多し。此れを黄汗となす。

〔注〕隠疹は、蕁麻疹のこと。痂癩について、痂は「かさぶた」のこと、癩はハンセン氏病のこと。

第3条．寸口の脈、沈滑なるは、中に水気有り、面目腫大、熱有るを、名づけて風水と曰う。人の目裏の上を視るに、蚕の新たに臥起する状の如き微しく擁す。其の頸脈は動き、時時欬す。其の手足の上を按ずるに、陥して起きざるは、風水なり。

〔注〕『説文解字』には、中は内なり、とある。目裏は、眼瞼のこと。風水は、急性腎炎様の病気。

第4条: 太陽病、脈浮にして緊、法当に骨節疼痛すべし、反って疼まず、身体反って重くして酸く、其の人渇せず、汗出でて即ち愈ゆ。此れを風水となす、悪寒は、此れ極虚となす。発汗之を得て、渇して悪寒せざる者、此れ皮水となす。身腫れて冷え、状、周痺の如く、胸中窒り、食する能わず、反って聚痛し、暮には躁がしく眠るを得ず、此れを黄汗となす、痛み骨節に在り、欬して喘し、渇せざる者、此れを脾脹となす、其の状、腫の如く、汗を発すれば即ち愈ゆ、然して諸の此れを病む者、渇して下利し、小便数なる者、皆汗を発すべからず。

第5条: 裏水は、一身面目黄腫、其の脈沈、小便不利、故に水を病ましむ、若し、小便自利するは、此れ津液を亡ぼす。故に渇せしむるなり、越婢加朮湯之を主る。

〔注〕一身面目黄腫は、全身の浮腫のこと。津液を亡ぼすとは、体液が減少すること。

第6条：趺陽の脈、当に伏すべし、今反って緊なるは、本自ら寒有り、疝瘕に腹中痛み、医反って之を下す。之を下せば即ち胸満短気す。

〔注〕疝は、寒さにより生ずる腹痛を呈する病気。瘕は、腹部腫瘤のこと。短気は、息切れのこと。

第7条：趺陽の脈当に伏すべし、今、反って数、本、自ら熱有り、穀を消し、小便数。今、反って不利、此れ水を作さんと欲す。

第8条：寸口の脈浮にして遅、浮脈は則ち熱、遅脈は則ち潜、熱潜相搏ち、名づけて沈と曰う。趺陽の脈、浮にして数、浮脈は即ち熱、数脈は即ち止、熱止相搏ち、名づけて伏と曰う。沈伏相搏ち、名づけて水と曰う。沈は則ち絡脈虚し、伏は則ち小便難。虚難相搏ち、水皮膚に走り、即ち水となる。

第9条：寸口の脈、弦にして緊、弦は則ち衛気行らず、即ち悪寒す、水沾流せずして、腸間を走る。

〔注〕「沾」はうるおう、うるおすという意味。

第10条：少陰の脈、緊にして沈、緊は則ち痛となし、沈は則ち水となす、小便即ち難し。

第11条：脈諸を沈に得るは、当に水有るを責むべし。身体腫れ重し、水病、脈出づる者死す。

第12条：それ水病の人、目下に臥蚕あり、面目鮮沢、脈伏し其の人消渇す。水を病み腹大、小便不利、其の脈、沈絶の者、水有り、之を下すべし。

〔注〕目下に臥蚕ありとは、目の下には蚕が横になった様に腫ること。

第13条．問うて曰く、下利を病みて後、渇して水を飲み、小便不利、腹満し腫に因るものは何ぞや。答えて曰く、此れ法は当に水を病むべし。若し小便自利し、及び汗出ずる者、自ら当に愈ゆべし。

第14条．心水は、其の身重くして少気し、臥するを得ず、煩して燥す、其の人、陰腫るる。

〔注〕少気は、浅い促迫した呼吸のこと。陰は、陰部のこと。

第15条．肝水は、其の腹大にして、自ら転側する能わず、脇下腹痛す、時々津液微しく生ずれば、小便、続きて通ず。

〔注〕転側は、寝返りをすること。

第16条．肺水は、其の身腫れ、小便難く、時時鴨溏す。

〔注〕鴨溏は、鴨の便のような、泥状便のこと。

第17条．脾水は、其の腹大にして、四肢重きを苦しみ、津液生ぜず。ただ少気を苦しみ小便難し。

〔注〕少気は、浅い促迫した呼吸のこと。

第18条．腎水は、其の腹大にして、臍腫れ、腰痛み、溺するを得ず、陰下湿りて、牛鼻上の汗の如し。其の足逆冷し、面反って痩す。

〔注〕溺は、小便のこと。陰下は、陰部のこと。

第19条．師の曰く、諸の水有るもの、腰以下腫るるは、当に小便を利すべし。腰以上腫るるは、当に発汗すべし、乃ち愈ゆ。

第20条．師の曰く、寸口脈沈にして遅。沈は則ち水となし、遅は則ち寒となす。寒水相搏ち、趺陽脈伏し、水穀化せず、脾気衰うれば則ち鶩溏し、胃気衰うれば則ち身腫る。少陽の脈、卑、少陰の脈、細は、男子則ち小便利せず、婦人は則ち経水通ぜず、経は血となす、血利せざるは則ち水となす。名づけて血分と曰う。

〔注〕鶩溏は、軟便のこと。卑は、沈んで弱いこと。

第21条．問うて曰く、病者水を苦しみ、面目、身体、四肢、皆腫れ、小便不利、之を脈して、水を言わず、反って言う、胸中痛み、気上って咽を衝き、状は炙肉の如く、当に、微しく欬喘すべしと、審らかにするに、師の言の如し、其の脈、何の類ぞ。

師の曰く、寸口の脈、沈にして緊、沈を水となし、緊を寒となす。沈緊相搏ち、結びて関元に在り、始めの時、当に微なるべし、年盛んなれば覚えず、陽衰うるの後、栄衛、相干し、陽を損じ、陰盛んにして、結寒微動し、腎気上衝して、喉咽塞噎し、脇下急痛す。医以て留飲となして、大いに之を下せば、気撃去らず、其の病除かず、後、重ねて之を吐すれば、胃家虚煩し、咽燥き水を飲まんと欲し、小便不利、水穀化せず、面目手足浮腫す。又、葶藶丸を与えて、水を下す。当時小しく差る如きも、食飲過度すれば、腫、復た前の如く、胸脇苦痛し、象奔豚の若く、其の水、揚溢すれば、則ち浮欬喘逆す。当に先ず衝気を攻撃して止ましむべし。乃ち欬を治す。欬止めば其の喘、自ら差ゆ。先ず新病を治して、病当に後に在るべし。

第22条：風水、脈浮、身重く、汗出で悪風する者、防已黄耆湯之を主る。腹痛は芍薬を加う。

〈防已黄耆湯方〉

防已一両、黄耆一両一分、白朮三分、甘草半両、炙る

右剉み、毎服五銭匕、生姜四片、棗一枚、水盞半、煎じて八分を取り、滓を去り、温服す。やや久しくして再服す。

第23条：風水、悪風、一身悉く腫れ、脈浮にして渇せず、続いて自汗出で、大熱無きは、越婢湯之を主る。

〈越婢湯方〉

麻黄六両、石膏半斤、生姜三両、大棗十五枚、甘草二両、

右五味、水六升を以て、先ず麻黄を煮て、上沫を去り、諸薬を内れ、煮て三升を取る。分温三服す。悪風する者は、附子一枚、炮じて加う。風水には朮四両を加う。

第24条．皮水の病たる、四肢腫れて、水気皮膚の中に在り、四肢聶聶として動く者は、防已茯苓湯之を主る。

〈防已茯苓湯方〉

防已三両、黄耆三両、桂枝三両、茯苓六両、甘草二両、

右五味、水六升を以て、煮て二升を取り、分温三服す。

〔注〕聶聶《じょうじょう》は、木の葉が動くさまをいう。

第25条．裏水は、越婢加朮湯之を主る。甘草麻黄湯も亦之を主る。

〈越婢加朮湯方〉

〈甘草麻黄湯方〉

甘草二両、麻黄四両、

右二味、水五升を以て、先ず麻黄を煮て、上沫を去り、甘草を内れ、煮て三升を取り、一升を温服す、重ね覆いて汗を出す。汗せざれば再び服す、風寒を慎む。

第26条．水の病たる、其の脈沈小は、少陰に属す、浮は風となし、水無く虚脹する者は気水となす、其の汗を発すれば、即ち已ゆ。脈沈なる者は、麻黄附子湯に宜し。浮なる者は杏子湯に宜し。

〈麻黄附子湯方〉

麻黄三両、甘草二両、附子一枚、炮ず

右三味、水七升を以て、先ず麻黄を煮て、上沫を去り、諸薬を内れ、煮て二升半を取り、八分を温服す、日に三服す。

〈杏子湯方〉

〔注〕麻黄附子湯は『傷寒論』の少陰病の麻黄附子甘草湯とほぼ同じ処方で、麻黄附子湯は麻黄が一両多くなっている。

第27条：厥して皮水の者は、蒲灰散之を主る。

〔注〕厥は、四肢が冷えること。

第28条：問うて曰く、黄汗の病たる、身体腫れ、発熱し汗出でて渇し、状は風水の如く、汗衣を沾して、色正黄にして蘗汁の如く、脈自ら沈、何に従りて之を得るや。師の曰く、汗出でて水中に入りて浴し、水、汗孔より入るを以て之を得。耆芍桂酒湯に宜し之を主る。

〈黄耆芍桂枝苦酒湯方〉

黄耆五両、芍薬三両、桂枝三両、

右三味、苦酒一升、水七升を以て、相和し、煮て三升を取り、一升を温服す。当に心煩すべし、服すること六七日に至り乃ち解す。若し心煩止まざる者は、苦酒阻むを以ての故なり。

〔注〕沾は、うるおす、ぬらすこと。

第29条：黄汗の病、両脛自ら冷ゆ、仮令ば発熱するも、此れは歴節に属す。食し已りて汗出で、又身常に暮れに盗汗出づる者、此れ労気なり。若し汗出で已って、反って発熱する者、久々にして、其の身必ず甲錯す。発熱止まざる者、必ず悪瘡を生ず。若し身重く、汗出で已って、輒ち軽き者、久々にして必ず身瞤し、瞤すれば即ち胸中痛む。又腰より以上必ず汗出で、下汗なく、腰髖、弛痛し、物有りて皮中在る状の如し、劇しき者は食すること能わず、身疼み重く煩躁して、小便不利、此れを黄汗となす、桂枝加黄耆湯之を主る。

〈桂枝加黄耆湯方〉

桂枝、芍薬各三両、甘草二両、生姜三両、大棗十二枚、黄耆二両、

右六味、水八升を以て、煮て三升を取り、一升を温服す、須臾にして、熱稀粥一升余を飲み、以て薬力を助け、温服して微汗を取る。若し汗せざれば更に服す。

第30条．師の曰く、寸口の脈遅にして濇、遅は則ち寒となし。濇は血不足となす。趺陽の脈微にして遅、微は則ち気となし、遅は則ち寒となす。寒気不

足なれば、則ち手足逆冷す。手足逆冷すれば、則ち栄衛利せず、栄衛利せざれば、則ち腹満、脇鳴、相逐い、気膀胱に転ず、栄衛倶に労し、陽気通ぜざれば即ち身冷ゆ、陰気通ぜざれば即ち骨疼む、陽前に通ずれば則ち悪寒し、陰前に通ずれば則ち痺不仁す。陰陽相得れば、其の気すなわち行る。大気一転すれば、其の気すなわち散ず、実すれば則ち失気し、虚すれば則ち遺尿す、名づけて気分と曰う。

第31条．気分、心下堅、大なること盤の如く、辺り旋杯の如きは、水飲の作す所、桂枝去芍薬加麻辛附子湯之を主る。

〈桂枝去芍薬加麻黄細辛附子湯方〉

桂枝三両、生姜三両、甘草二両、大棗十二枚、麻黄、細辛各二両、附子一枚、炮ず

右七味、水七升を以て、麻黄を煮て、上沫を去り、諸薬を内れ、煮て二升を取り、分温三服す。当に汗出づべし。虫の皮中を行くが如くなれば則ち愈ゆ。

第32条．心下堅、大なること盤の如く、辺り旋盤の如きは水飲の作す所、枳朮湯之を主る。

〈枳朮湯方〉

枳実七枚、白朮二両、

右二味、水五升を以て、煮て三升を取り、分温三服す。腹中耎、即ち当に散ずべし。

附方

第33条．外台防已黄耆湯、風水、脈浮、表に在となす。其の人或は頭汗出で、表に他病なく、病者但だ下重く、腰より以上、和をなし、腰以下、当に腫れて陰に及び、以て屈伸し難を治す。

黄疸病脈証并治第十五

第1条．寸口の脈浮にして緩、浮は則ち風となし、緩は則ち痺となす、痺は中風に非ず、四肢苦煩す、脾の色は必ず黄、瘀熱以て行る。

〔注〕瘀熱は、体内にうっ滞した熱のこと。

第2条．趺陽の脈、緊にして数、数は則ち熱となし、熱は則ち穀を消す。緊は則ち寒となす、食すれば即ち満となす。尺脈浮は腎を傷るとなす。趺陽の脈緊は脾を傷るとなす。風寒相搏ち、穀を食すれば即ち眩となり、穀気消せず、胃中濁を苦しみ、濁気下流して、小便通ぜず、陰其の寒を被り、熱膀胱に流れ、身体尽く黄、名づけて穀疸と曰う。額上黒く、微しく汗出で、手足の中、熱し、薄暮には即ち発し、膀胱急に、小便自利す、名づけて女労疸と曰う、腹の水状の如きは治せず。心中懊憹して熱し、食すること能わず、時に吐せんと欲するは、名づけて酒疸と曰う。

〔注〕趺陽の脈は、足背動脈のこと。

第3条. 陽明病、脈遅の者、食用いて飽き難し、飽けば則ち発煩、頭眩し、小便必ず難きは、此れ穀疸と作らんと欲す、之を下すと雖ども、腹満故の如し。然る所以の者、脈遅なるが故なり。

第4条. 夫れ酒黄疸を病めば、必ず小便不利、其の候は心中熱し、足下熱す、是れ其の証なり。

〔注〕心中は、胸のこと。足下は、足底のこと。

第5条. 酒黄疸は、或は熱なく、靖言了、腹満して吐せんと欲し、鼻燥く、其の脈浮の者、先ず之を吐す、沈弦の者、先ず之を下す。

〔注〕靖言了は、静かに話すこと。

第6条．酒疸、心中熱し、嘔せんと欲する者、之を吐すれば愈ゆ。

第7条．酒疸之を下して、久久にして黒疸となす。目青く、面黒く、心中蒜齏を噉うの状の如く、大便正に黒し、皮膚之を爪ば不仁す、其の脈、浮弱、黒しと雖ども微黄、故に之を知る。

〔注〕蒜齏を噉うの状は、にんにくを砕いたもの。

第8条．師の曰く、黄疸を病み、発熱煩喘し、胸満して口燥く者、病を発する時を以て、火にて其の汗を劫かし、両熱にて得る所、然も黄家の得る所、湿より之を得る、一身尽く発熱して、黄なり。肚熱し、熱、裏に在るは、当に之を下すべし。

〔注〕黄家の得るとは、黄疸病になること。

第9条．脈沈にして、渴して水を飲まんと欲し、小便不利の者、皆発黄す。

第10条．腹満、舌、痿黄、燥して睡ることを得ざるは、黄家に属す。

〔注〕黄家は、黄疸病のこと。『説文解字』には、痿は痹なりとあり、痹は湿病とか、しびれる、という意味がある。

第11条．黄疸の病、当に十八日を以て期となす、之を治するに十日以上は瘥ゆ、反って極まるは治し難しとなす。疸して渇する者、其の疸治し難し。

第12条．疸して渇せざる者、其の疸、治すべし。陰部に発すれば、其の人、必ず嘔し、陽部は、其の人振寒し発熱するなり。

第13条．穀疸の病たる、寒熱食せず、食すれば即ち頭眩し、心胸安からず、久々に黄を発するを、穀疸となす。茵蔯蒿湯之を主る。

〈茵蔯蒿湯方〉

茵蔯蒿六両、梔子十四枚、大黄二両、

右三味、水一斗を以て、先ず茵蔯を煮て、六升を減じ、二味を内れ、煮て三升を取り、滓を去り、分温三服す。小便、当に利すべし、尿皂角汁の状の如き、色正赤なれば、一宿にて腹減ず。黄、小便より去ればなり。

第14条．黄家、日晡所、発熱し、而かも反って悪寒するは、此れ女労に之を得るとなす。膀胱急に、少腹満し、身尽く黄に、額上黒く、足下熱す、因って黒疸と作る。其の腹脹って水の状の如く、大便必ず黒く、時に溏す。此れ女労の病、水に非ざるなり。腹満の者は治し難し。消石礬石散之を主る。

〈消石礬石散方〉

消石、礬石焼、等分、

右二味、散となし、大麦粥の汁を以て和し、方寸匕を服す。日に三服す。病大小便より去る。小便正黄、大便正黒、是れ候なり。

〔注〕黄家は、黄疸病のこと。日晡所は夕方のこと。

第15条．酒黄疸、心中懊憹、或は熱痛するは、梔子大黄湯之を主る。

〈梔子大黄湯方〉

梔子十四枚、大黄一両、枳実五枚、豉一升、

右四味、水六升を以て、煮て二升を取り、分温三服す。

〔注〕心中懊憹は、胸が悶え苦しむこと。

第16条．諸病黄家、但だ其の小便を利す、仮令ば、脈浮なるは、当に汗を以て之を解す。桂枝加黄耆湯に宜し、之を主る。

第17条．諸黄、猪膏髪煎之を主る。

〈猪膏髪煎方〉

猪膏半斤、亂髪雞子大の如き、三枚、

右二味、膏中に和して之を煎じ、髪消ゆるは薬成るなり、分かちて再服す。病、小便より出づ。

第18条．黄疸病、茵蔯五苓散之を主る。

〈茵蔯五苓散方〉

茵蔯蒿末十分、五苓散五分、方は痰飲中に見ゆ。

右二味和し、食に先だち方寸匕を飲む。日に三服す。

第19条．黄疸、腹満、小便不利して赤く、自汗出づ、此れ表和して裏実すとなす、当に之を下すべし。大黄消石湯に宜し。

〈大黄消石湯方〉

大黄、黄蘗、消石各四両、梔子十五枚、

右四味、水六升を以て、煮て二升を取り、滓を去り、消を内れ、更に煮て一升を取り、頓服す。

第20条．黄疸病、小便の色、變ぜず、自利せんと欲し、腹満して喘するは、熱を除くべからず、熱除けば必ず噦す、噦する者は、小半夏湯之を主る。

第21条．諸黄、腹痛して嘔する者、柴胡湯に宜し。

〔注〕柴胡湯は、小柴胡湯を指す。

第22条．男子黄、小便自利するは、当に、虚労の小建中湯を与うべし。

附方

第23条．瓜蔕湯は、諸黄を治す。

第24条．千金の麻黄醇酒湯は、黄疸を治す。

麻黄三両、

右一味、美清酒五升を以て、煮て二升半を取り、頓服し尽くす。冬月は酒を用い、春月は水を用いて之を煮る。

驚悸吐衄下血胸満瘀血病脈証治第十六

第1条．寸口の脈、動にして弱、動は即ち驚となし、弱は則ち悸となす。

〔注〕動の脈は、寸関尺の関部によく触れ滑大で豆粒のような脈。動は即ち驚となしとは、動の脈は驚を表しいいる。

第2条．師の曰く、尺脈浮、目睛暈黄し、衄未だ止まず、暈黄去り、目睛慧了なるは、衄今止むを知る。

〔注〕目睛は、瞳のこと。暈黄は、周囲が黄色くぼけていること。慧は、さとい、賢い意味。了は、さとい、明らかの意味。目睛慧了は、はっきり見えること。

第3条．又曰く、春より夏に至るとき衄する者は太陽、秋より冬に至るとき衄する者は陽明。

第4条：衄家は汗すべからず、汗出づれば、必ず額上陥り、脈緊急し、直視眴することと能わず、眠ることを得ず。

〔注〕額上陥りとは、額がくぼむこと。緊の脈は、有力で、絞った綱の様な脈。眴は、まばたきすること。

第5条：病人面に血色なく、寒熱なく、脈沈弦の者は衄す、浮弱にて手にて之を按じて絶する者下血す。煩欬する者、必ず吐血す。

〔注〕煩欬は、咳の甚だしいものを言う。

第6条：夫れ吐血、欬逆上気し、其の脈数にして熱あり、臥するを得ざる者は死す。

〔注〕吐血があり、ひどく咳込み、脈が数で熱があり、横になることができない者は死ぬ、という条文である。

第7条：夫れ酒客、欬する者、必ず吐血を致す、此れ極飲過度に因って致す所なり。

〔注〕酒客は、酒飲みのこと。

第8条：寸口の脈弦にして大、弦は則ち減となし、大は則ち芤となし、減は則ち寒となし、芤は則ち虚となす。寒虚相撃ち、此れを名づけて革と曰う。婦人は則ち半産漏下、男子は則ち亡血す。

〔注〕半産は、流産のこと。漏下は、性器出血のこと。

第9条：亡血は、其の表を発すべからず、汗出づれば則ち寒慄して振う。

〔注〕寒慄は、悪寒戦慄のこと。

第10条：病人胸満、脣痿し、舌青く、口燥き、但だ水を嗽がんと欲し、嚥むを欲せず、寒熱無く、脈微大にして来ること遅く、腹満せざるにその人我れ満すと言うは瘀血有りとなす。

〔注〕胸満は、胸が張ること。脣痿は、唇の血色が悪いこと。

第11条．病者熱状の如くに、煩満、口乾燥して渇す。其の脈反って熱無きは、此れ陰伏となす。是れ瘀血なり。当に之を下すべし。

〔注〕陰伏は、瘀血が隠れていること。

第12条．火邪の者は、桂枝去芍薬加蜀漆牡蠣竜骨救逆湯之を主る。

〈桂枝救逆湯方〉

桂枝三両、皮を去る、甘草二両、炙る、生姜三両、牡蠣五両、熬る、竜骨四両、大棗十二枚、蜀漆三両、洗いて腥を去る。

右、末となし、水一斗二升を以て、先ず蜀漆を煮て、二升を減じ、諸薬を内れ、煮て三升を取り、滓を去り、一升を温服す。

〔注〕火邪の者は、火邪に侵された者のこと。

第13条．心下悸する者、半夏麻黄丸之を主る。

〈半夏麻黄丸方〉

半夏、麻黄等分、

右二味、之を末とし、煉蜜にて和し小豆大に丸じ、三丸を飲服す、日に三服す。

第14条．吐血、止まざる者、柏葉湯之を主る。

〈柏葉湯方〉

消葉、乾姜各三両、艾三把、

三味、水五升を以て、馬通汁一升を取り合して煮て一升を取り、分温再服す。

〔注〕馬通汁は、新鮮な馬糞に水を混ぜて絞った汁。

第15条．下血、便を先にし、血を後にするは、此れ遠血なり。黄土湯之を主る。

〈黄土湯方〉

甘草、乾地黄、白朮、附子炮ず、阿膠、黄芩各三両、竈中黄土半斤、

右七味、水八升を以て、煮て三升を取り、分温二服す。

〔注〕竈中黄土は、古いかまどの内側の上部の、火によく焼けた所の焼け土のことである。

第16条：下血、血を先にし、便を後にするは、此れ近血なり。赤小豆当帰散之を主る。

〔注〕近血は、肛門から近い部位の出血のこと。

第17条：心気不足、吐血衄血するは、瀉心湯之を主る。

〈瀉心湯方〉

大黄二両、黄連、黄芩各一両、

右三味、水三升を以て、煮て一升を取り、之を頓服す。

〔注〕心気不足は、気分が不安でいらいらして落ち着かないこと。

嘔吐噦下利病脈証治第十七

第1条．夫れ嘔家、癰膿有るは、嘔を治すべからず、膿尽くれば自ら愈ゆ、先ず嘔して却って渇する者、此れ解せんと欲すとなす。

〔注〕癰膿は、化膿症病変のこと。

第2条．先ず渇して却って嘔する者、水、心下に停るとなす。此れ飲家に属す、嘔家本渇す。今反って渇せざるは、心下に支飲あるを以ての故なり。此れ支飲に属す。

〔注〕飲家は、水毒を有する患者。支飲は、水毒のこと。

第3条．水問うて曰く、病人の脈数、数は熱となす。当に穀を消し、食を引くべし。而るに反って吐するは、何ぞや。師の曰く、其の汗を発して、陽を微ならしめ、膈気虚するを以て、脈乃ち数なり、数は客熱とす。穀を消す能わず、胃中虚冷なるが故なり。脈弦の者は虚なり。胃気、余なし。朝に食して暮に吐し、変じて胃反となる。寒、上に在るに、医反って之を下し、脈をして反って弦ならしむ。故に名づけて虚と曰う。

〔注〕膈は横隔膜の意味である。膈気は胃の気、即ち消化機能のこと。

第4条: 寸口の脈、微にして数、微は則ち気無し、気無ければ則ち栄虚す。栄虚すれば則ち血不足す。血不足すれば則ち胸中冷ゆ。

第5条: 趺陽の脈、浮にして濇、浮は則ち虚となす。濇は則ち脾を傷る。脾傷られれば則ち磨せず。朝に食して暮に吐す。暮に食して朝に吐く。宿穀化せず。名づけて胃反と曰う。脈緊にして濇なるは、其の病治し難し。

〔注〕趺陽の脈は、足背動脈のこと。穀化せずとは、消化しないこと。

第6条: 病人、吐せんと欲する者、之を下すべからず。

第7条：噦して腹満するは、其の前後を視て、何の部が利せざるかを知り、之を利すれば即ち愈ゆ。

第8条：嘔して胸満する者、茱萸湯之を主る。

〈茱萸湯方〉

呉茱萸一升、人参三両、生姜六両、大棗十二枚、

右四味、水五升を以て、煮て三升を取り、七合を温服す。日に三服す。

〔注〕茱萸湯は呉茱萸湯と同じ。

第9条：乾嘔、涎沫を吐し、頭痛する者、茱萸湯之を主る。

第10条：嘔して腸鳴、心下痞する者、半夏瀉心湯之を主る。

〈半夏瀉心湯方〉

半夏半升、洗う、黄芩、乾姜、人参各三両、黄連一両、大棗十二枚、甘草三両、炙る、

右七味、水一斗を以て、煮て六升を取り、滓を去り、再び煮て三升を取る。

一升を温服す。日に三服す。

〔注〕心下痞は、心窩部のつかえ。

第11条．乾嘔して利する者、黄芩加半夏生姜湯之を主る。

黄芩三両、甘草二両、炙る、芍薬二両、半夏半升、生姜三両、大棗二十枚、

右六味、水一斗を以て、煮て三升を取り、滓を去り、一升を温服す、日に再び、夜に一服す。

第12条．諸の嘔吐、穀下るを得ざる者、小半夏湯之を主る。

第13条．嘔吐して病膈上に在り、後、水を思う者は解す。急いで之を与えよ。水を思う者は、猪苓散之を主る。

〈猪苓散方〉

猪苓、茯苓、白朮各等分、

右三味、杵きて散となし。方寸匕を飲服す。日に三服す。

第14条：嘔して脈弱、小便復た利し、身に微熱あり、厥を見わす者、治し難し。四逆湯之を主る。

〈四逆湯方〉

附子一枚、生にて用う、乾姜一両半、甘草二両、炙る、

右三味、水三升を以て、煮て一升二合を取り、滓を去り、分温再服す。強人には大附子一枚、乾姜三両を可とす。

第15条：嘔して発熱する者、小柴胡湯之を主る。

〈小柴胡湯方〉

柴胡半斤、黄芩三両、人参三両、甘草三両、半夏半斤、生姜三両、大棗十二枚、

右七味、水一斗二升を以て、煮て六升を取り、滓を去り、再煎して三升を取り、一升を温服す。日に三服す。

第16条：胃反、嘔吐する者、大半夏湯之を主る。

〈大半夏湯方〉

半夏二升、洗い、完用す。人参三両、白蜜一升、

右三味、水一斗二升を以て、蜜にて和し、之を揚ること二百四十遍、薬を煮て、二升半を取り、一升を温服す。余は分ちて再服す。

〔注〕胃反とは、朝食して、夕に嘔吐する病気をいう。

第17条．食し已って即ち吐す者、大黄甘草湯之を主る。

〈大黄甘草湯方〉

大黄四両、甘草一両、

右二味、水三升を以て、煮て一升を取り、分温再服す。

第18条．胃反、吐して渇し、水を飲まんと欲する者、茯苓沢瀉湯之を主る。

〈茯苓沢瀉湯方〉

茯苓半斤、沢瀉四両、甘草二両、桂枝二両、白朮三両、生姜四両、

右六味、水一斗を以て、煮て三升を取り、沢瀉を内れ、再び煮て二升半を取り、八合を温服す。日に三服す。

第19条：吐して後、渇して水を得んと欲し、飲を貪る者は、文蛤湯之を主る。兼ねて微風、脈緊、頭痛を主る。

〈文蛤湯方〉

文蛤五両、麻黄、甘草、生姜各三両、石膏五両、杏仁五十枚、大棗十二枚、

右七味、水六升を以て、煮て二升を取り、一升を温服す、汗出づれば即ち愈ゆ

第20条：乾嘔、吐逆し、涎沫を吐するは、半夏乾姜散之を主る。

〈半夏乾姜散方〉

半夏、乾姜各等分、

右二味、杵きて散となし、方寸匕を取り、漿水一升半にて、煎じて七合を取り、之を頓服す。

第21条：病人、胸中喘に似て喘ならず、嘔に似て嘔ならず、噦に似て噦ならず、心中に徹して、憒憒然としていかんともする無き者、生姜半夏湯之を

主る。

〈生姜半夏湯方〉

半夏半升、生姜汁一升、

右二味、水三升を以て、煮て半夏二升を取り、生姜汁を内れ、煮て一升半を取り、小しく冷やし、分かちて四服す。日に三、夜に一服す、止めば後服を停む。

〔注〕心中は、胸のなかのこと。憒は、みだれる、くらい愚かという意味。

第22条：乾嘔、噦し、若し手足厥する者、橘皮湯之を主る。

〈橘皮湯方〉

橘皮四両、生姜半斤、

右二味、水七升を以て、煮て三升を取り、一升を温服す、咽を下れば則ち愈ゆ。

第23条：噦逆の者、橘皮竹茹湯之を主る。

〈橘皮竹筎湯方〉

橘皮二升、竹筎二升、大棗三十枚、生姜半斤、甘草五両、人参一両、

右六味、水一斗を以て、煮て三升を取り、一升を温服す。日に三服す。

〔注〕噦逆は、しゃっくりのこと。

第24条．夫れ六府の気外に絶ゆる者は、手足寒え、上気して脚縮まる。五蔵の気、内に絶ゆる者は、利禁ぜず、下甚しき者、手足不仁す。

〔注〕上気は、呼吸困難のこと。

第25条．下利して、脈沈弦なる者、下重す。脈大なる者、未だ止まずとなす。脈微弱数の者、自ら止まんと欲すとなす。発熱すと雖も死せず。

第26条．下利して手足厥冷し、脈無き者、之を灸して温まらず、若し脈、還らず。反って微喘の者は死す。少陰、趺陽に負る者、順となすなり。

第27条．下利して微熱有りて渇し、脈弱の者、今自ら愈ゆ。

第28条．下利して脈数、微熱有りて汗出づるは、今自ら愈ゆ、設し脈緊なるは未だ解せずとなす。

第29条．下利して脈数にして渇する者、今自ら愈ゆ、設し差えざれば、必ず清膿血す。熱有るを以ての故なり。

第30条．下利して脈反って弦、発熱し身汗ある者、自ら愈ゆ。

第31条．下利気の者、当に其の小便を利すべし。

〔注〕下利気は、気が下痢に伴って失われること。

第32条．下利して寸脈反って浮数、尺中自ら嗇の者、必ず清、膿血す。

第33条．下利清穀、其の表を攻むべからず、汗出づれば、必ず脹満す。

第34条．下利して脈沈にして遅、其の人、面少しく赤く、身に微熱有り、下利清穀の者、必ず鬱冒し汗出でて解す、病人必ず微熱す、然る所以の者、其の面、陽を戴き、下虚するが故なり。

第35条．下利して後、脈絶し、手足厥冷し、晬時にして脈還り、手足温なる者は生き、脈還らざる者は、死す。

第36条．下利、腹脹満、身体疼痛の者、先ず其の裏を温め、乃ち其の表を攻む。裏を温むるには四逆湯に宜し。表を攻むるには桂枝湯に宜し。

〈四逆湯方〉

〈桂枝湯方〉

桂枝三両、皮を去る。芍薬三両、甘草二両、炙る。生姜三両、大棗十二枚、

右五味、㕮咀し、水七升を以て、微火にて煮て三升を取り、滓を去り、寒

温に適して、一升を服す。服し已り須臾に、熱稀粥一升をすすり、以て薬力を助け。温覆すること一時許りならしむ。遍身漐々として、微しく汗有るに似たる者は益々佳なり。水の淋漓するが如くならしむるべからず。若し一服にて汗出で、病差ゆれば、後服を停む。

第37条：下利、三部の脈、皆平、之を按じて心下堅なる者、急に之を下せ。大承気湯に宜し。

第38条：下利、脈遅にして滑の者は、実なり。下利が未だ止むを欲せず、急に之を下せ。大承気湯に宜し。

第39条：下利、脈反って滑なる者は、当に去る所有るべし、下せば乃ち愈ゆ、大承気湯に宜し。

第40条：下利已に差え、其の年月日時に至りて復た発する者は、病尽きざるを以ての故なり。当に之を下すべし、大承気湯に宜し。

〈大承気湯方〉

第41条：下利して讝語する者は、燥屎有るなり、小承気湯之を主る。

〈小承気湯方〉

大黄四両、厚朴二両、炙る、枳実大なる者三枚、炙る

右三味、水四升を以て、煮て一升二合を取り、滓を去り、分かち温めて二服す。

〔注〕燥屎は、乾燥した大便のこと。

第42条：下利して膿血を便する者は、桃花湯之を主る。

〈桃花湯方〉

赤石脂一斤、一半は剉み、一半は篩って末とす。乾姜一両、粳米一升、

右三味、水七升を以て、煮て米を熟せしめ、滓を去り、七合を温め、赤石脂の末方寸匕を内れ、日に三服す、若し一服にして愈ゆれば、余は服する

勿かれ。

第43条：熱利下重の者、白頭翁湯之を主る。
〈白頭翁湯方〉
白頭翁二両、黄連、黄柏、秦皮各三両、
右四味、水七升を以て、煮て二升を取り、滓を去り、一升を温服す、愈えざれば更に服す。

第44条：下利の後、更に煩し、之を按じて心下濡の者は、虚煩となすなり。梔子豉湯之を主る。

〈梔子豉湯方〉

梔子十四枚、香豉四合、綿にて裹む。

右二味、水四升を以て、先ず梔子を煮て、二升半を得、豉を内れ、煮て一升半を取り、滓を去り、分かちて二服となす。一服を温進す。吐を得る者は、則ち止む。

第45条．下利清穀、裏寒外熱、汗出でて厥する者、通脈四逆湯之を主る。

〈通脈四逆湯方〉

附子大なる者一枚、生にて用う、乾姜三両、強人は四両とすべし、甘草二両、炙る、

右三味、水三升を以て、煮て一升二合を取り、滓を去り、分温再服す。

〔注〕下利清穀は、不消化の下痢便のこと。裏寒外熱とは、体表（外）に熱があり、体内（裏）には寒があること。

第46条．下利肺痛は、紫参湯之を主る。

〈紫参湯方〉

紫参半斤、甘草三両、

右二味、水五升を以て、先ず紫参を煮て、二升を取り、甘草を内れ、煮て一升半を取り、分かち温め三服す。

〔注〕下利肺痛は、下痢して肺が痛むこと。

第47条．気利は、訶梨勒散之を主る。

〈訶梨勒散方〉

訶梨勒十枚、煨す

右一味、散となして、粥飲に和して、頓服す。

〔注〕気利とは、蟹の泡のような下痢。

附方

第48条．千金翼の小承気湯は、大便通ぜず、噦し数譫語するを治す。

第49条．外台の黄芩湯は、乾嘔下利を治す。

黄芩、人参、乾姜各三両、桂枝一両、大棗十二枚、半夏半升、

右六味、水七升を以て、煮て三升を取り、分かち温めて三服す。

瘡癰腸癰浸淫病脈証并治第十八

〔注〕瘡癰は、化膿性皮膚病変のこと。腸癰は、虫垂炎や大腸憩室炎様疾患のこと。浸淫病は湿疹のこと。

第1条：諸の浮数の脈は、応当に発熱すべし。しかるに反って洒淅悪寒し、若し痛む処有るは、当に其の癰を発すべし。

〔注〕癰は、化膿性の皮膚病。

第2条：師の曰く、諸の癰腫、膿有り膿無きを知らんと欲せば、手を以て腫上を掩い、熱する者は膿有りとなし、熱せざる者は膿無しとなす。

第3条：腸癰の病たる、其の身甲錯し、腹皮急、之を按じて濡、腫状の如く、腹に積聚無し、身に熱無し、脈数なるは、此れ腹内に癰膿有りとなす。

薏苡附子敗醤散之を主る。

〈薏苡附子敗醤散方〉

薏苡仁十分、附子二分、敗醤五分、

右三味、杵きて末と爲す。方寸匕を取り、水二升を以て、煎じて半を減じ、頓服す。

〔注〕腸癰は虫垂炎や大腸憩室炎様疾患。身甲錯は、皮膚がかさかさと乾燥すること。積聚は、腹部の腫瘤。

第4条．腸癰なる者、少腹腫痞し、之を按じて即ち痛み、淋の如くにして、小便自調し、時時発熱し、自汗出で、復た悪寒す。其の脈、遅、緊なるは、膿未だ成らず。之を下すべし、当に血あるべし。脈洪数なるは、膿已に成る、下すべからざるなり。大黄牡丹湯之を主る。

〈大黄牡丹湯方〉

大黄四両、牡丹一両、桃仁五十枚、瓜子半升、芒消三合、

右五味、水六升を以て、煮て一升を取り、滓を去り、芒消を内れ、再び煎

じて沸し、之を頓服す。膿有れば当に下すべし、如し膿無ければ当に血を下すべし。

第5条．問うて曰く、寸口の脈浮微にして渋、法、然当に亡血若しくは汗出づべし．設し汗せざる者はいかんと。

答えて曰く、若し身に瘡有るは、刀斧に傷るる所を被むり、亡血する故なり。

第6条．金瘡を病むは、王不留行散之を主る。

〈王不留行散方〉

王不留行、十分、八月八日採る。蒴藋細葉、十分、七月七日採る。桑東南根白皮、十分、三月三日採る。甘草、十八分、川椒三分、目及閉口づるを除き、汗を去る。黄芩二分、乾姜二分、芍薬二分、厚朴二分、

右九味、桑根皮以上の三味、焼きて灰とし性を存す。灰にし過ぎる勿れ。各、別に杵きて篩い、合して之を治めて、散となす。方寸匕を服す。小瘡

は則ち之を粉し、大瘡は但だ之を服す。産後も亦服すべし。如し風寒には、桑東根、之を取る勿れ。前の三物、皆、陰乾すること百日。

〔注〕金瘡は、刃物による傷のこと。

第7条：排膿散の方

枳実十六枚、芍薬六分、桔梗二分、

右三味、杵きて散となし、雞子黄一枚を取り、薬散を以て雞黄と相等しく、揉み和して相得せしめ、飲に和して之を服す。日に一服す。

第8条：排膿湯の方

甘草二両、桔梗三両、生姜一両、大棗十枚、

右四味、水三升を以て、煮て一升を取り、五合を温服す。日に再服す。

第9条：浸淫瘡、口より流れて四肢に向う者は治す可し。四肢より流れ来りて口に入る者、治すべからず。

〔注〕浸淫瘡は、湿疹様の疾患。

第10条．浸淫瘡は、黄連粉之を主る。

趺蹶手指臂腫転筋陰狐疝蚘虫病脈証治第十九

〔注〕趺蹶は、たおれること、つまずくことの意味。臂はうで、ひじの意味。手指臂腫は上肢の腫れる病気。転筋は、腓腹筋の攣急、こむら返りの意味。陰狐疝は、陰嚢ヘルニアやソケイヘルニアのこと。蚘虫は回虫のこと。

第1条．師の曰く、趺蹶を病み、其の人、但だ能く前《すす》み、却《しりぞ》く能わず、腨を刺して入ること二寸、此れ太陽経傷るるなり。

〔注〕腨は、『説文解字』には「腨は、腓腸なり」とあり、「ふくらはぎ」のこと。『金匱要略講義』には、腨を刺すとは、合陽穴、承山穴を刺すと解説している。

第2条．病人、常に手指臂、腫れ動くを以て、此の人、身体瞤瞤たるは、藜蘆甘草湯之を主る。

〈藜蘆甘草湯方〉
〔注〕身体瞤瞤は、身体がぴくぴく動くこと。藜蘆甘草湯の処方は、記載されていない。

第3条．転筋の病たる、其の人、臂、脚、直にして、脈上下に行きて微弦す、転筋腹に入る者は、雞屎白散之を主る。
〈雞屎白散方〉
雞屎白、
右一味、散となす。方寸匕を取り、水六合を以て和し、温服す。
〔注〕転筋の病は、こむらがえりのこと。

第4条．陰狐疝気の者は、偏に小大有り。時時上下す。蜘蛛散之を主る。
〈蜘蛛散方〉
蜘蛛十四枚、熬って焦す、桂枝半両、
右二味、散となし、八分の一匕を取り、飲に和して服す。日に再服す。蜜にて丸するも亦可なり。

〔注〕陰狐疝は、陰嚢ヘルニアやソケイヘルニアのこと。

第5条．問うて曰く、腹痛を病むに、虫有り、其の脈、何を以て之を別つや。師の曰く、腹中痛むは、其の脈、当に沈若しくは弦なるべきに、反って洪大、故に蚘虫有り。

〔注〕蚘虫は、回虫のこと。

第6条．蚘虫の病たる、人をして涎を吐せしめ、心痛に発作時有り、毒薬にて止まざるは、甘草粉蜜湯之を主る。

〈甘草粉蜜湯方〉

甘草二両、粉一両重、蜜四両、

右三味、水三升を以て、先ず甘草を煮て二升を取り、滓を去り、紛と蜜を内れ、攪して和せしめ、薄粥の如く煎じて、一升を温服す。差ゆれば即ち止む。

〔注〕蚘虫は、回虫のこと。

第7条．蚘厥の者は、当に蚘を吐すべし。病者をして静かにして復時に煩せしむ、これ蔵寒え、蚘上って膈に入るとなす。故に煩し、須臾にして復止み、食を得て而して嘔し、又煩する者、蚘、食臭を聞いて出づ、其の人、当に自ら蚘を吐すべし。

〔注〕蚘は、回虫のこと。須臾は、しばらく、少しの間のこと。

第8条．蚘厥の者は、烏梅丸之を主る。

〈烏梅丸方〉

烏梅三百箇、細辛六両、乾姜十両、黄連一斤、当帰四両、附子六両、炮ずる、川椒四両、汗を去る、桂枝六両、人参、黄柏各六両、

右十味、異にして搗き篩い、合わせて之を治め、苦酒を以て烏梅を漬くること一宿、核を去り、之を五升米の下で蒸し、飯熟《じゅく》すれば、擣《つ》きて泥と成し、薬を和して相得せしめ、臼中に内れ、蜜と与に杵くこと二千下、梧

子大の如く丸じ、食に先だちて十丸を飲服す、日に三服す、稍加えて二十丸に至る。生冷滑臭等の食を禁ず。

〔注〕蚘厥は、手足の冷えを伴う回虫症のこと。

婦人妊娠病脈証并治第二十

第1条．師曰く、婦人平脈を得、陰脈小弱、其の人渇して、食する能わず、寒熱無きは、妊娠と名づく。桂枝湯之を主る。法に於て、六十日、当に此の証有るべし。設《も》し医治逆《さか》らう者ありて、却って一月吐下を加うる者は、則ち之を絶つ。

〔注〕．一月吐下を加うとは、妊娠一ヵ月頃に、妊娠を知らずに嘔吐させたり、下痢させたりすること。之を絶つとは、妊娠が中絶すること。

第2条．婦人、宿《もと》、癥病有り。経断ちて未だ三月に及ばず。しかも漏下を得て止まず、胎動きて臍上に在る者、癥痼が妊娠を害すとなす、六月にして動く者は、前三月、経水利するの時の胎なり。血下る者、断ちて後、三月の衃なり。血止まざる所以の者、其の癥、去らざるが故なり。当に其の癥を下すべし。桂枝茯苓丸之を主る。

〈桂枝茯苓丸方〉

桂枝、茯苓、牡丹、心を去る。桃仁、皮尖を去り、熬る。芍薬各等分、

右五味、之を末とし、煉蜜に和し丸ずること兎屎大の如くし、毎日食前に一丸を服す。知らざれば加えて三丸に至る。

〔注〕癥病は、腹部腫瘤のこと。経断つとは、無月経になること。漏下は、性器出血のこと。癥痼は、腹部腫瘤のこと。経水利するの時は、月経がある時のこと。血下るとは、性器出血のこと。衃は、流産の出血塊のこと。

第3条．婦人、懐娠して六七月、脈弦にして発熱し、其の胎、愈《いよいよ》脹り、腹痛悪寒する者、少腹扇の如し、然《しか》る所以《ゆえん》の者は、子蔵開くが故なり。当《まさ》に附子湯を以て其の蔵を温む。

〔注〕少腹扇の如しとは、下腹部を扇であおいだように冷たく感じること。子蔵は、子宮のこと。

第4条．師の曰く、婦人漏下の者有り、半産の後、因って続いて下血、すべて

絶えざる者有り、妊娠下血の者有り。仮令《たとえ》ば、妊娠し腹中痛むを胞阻となす。膠艾湯之を主る。

〈芎帰膠艾湯方〉

芎藭、阿膠、甘草各二両、艾葉、当帰各三両、芍薬四両、乾地黄、

右七味、水五升、清酒三升を以て、合して煮て三升を取り、滓を去り、膠を内れ、消尽せしめ、一升を温服す。日に三服す。差えざれば更に作る。

〔注〕漏下は、性器出血のこと。半産は、流産のこと。胞阻《ほうそ》は、妊娠中の性器出血のこと。

第5条．婦人、懐妊、腹中㽲痛するは、当帰芍薬散之を主る。

〈当帰芍薬散方〉

当帰三両、芍薬一斤、茯苓四両、白朮四両、沢瀉半斤、芎藭半斤、一に三両に作る。

右六味、杵きて散となし、方寸匕を取り、酒にて和して日に三服す。

〔注〕腹中㽲痛は、腹が急に痛むこと。

第6条．妊娠、嘔吐、止まざるは、乾姜人参半夏丸之を主る。

〈乾姜人参半夏丸方〉

乾姜、人参各一両、半夏二両、

右三味、之を末とし、生姜汁を以て糊にて丸となすこと梧子大の如く、十丸を飲服す。日三服す。

第7条．妊娠、小便難、飲食故《もと》の如きは、帰母苦参丸之を主る。

〈当帰貝母苦参丸方〉

当帰、貝母、苦参各四両、

右三味、之を末とし、煉蜜にて丸じて小豆大の如くし、三丸を飲服す。加えて十丸に至る。

第8条．妊娠、水気有り、身重く、小便利せず、洒淅悪寒す。起くれば即ち頭眩す。葵子茯苓散之を主る。

〈葵子茯苓散方〉

葵子一斤、茯苓三両、
右二味、杵きて散となし、方寸匕を飲服す。日に三服す。小便利すれば則ち愈ゆ。
〔注〕水気は、浮腫のこと。

第9条：婦人、妊娠、常に服するに宜し。当帰散之を主る。
〈当帰散方〉
当帰、黄芩、芍薬、芎藭各一斤、白朮半斤、
右五味、杵きて散となし、酒にて方寸匕を飲服す。日に再服す。妊娠常に服すれば即ち産を易くし、胎に苦疾なし。産後の百病悉く之を主る。

第10条：妊娠、胎を養うは、白朮散之を主る。
〈白朮散方〉
白朮、芎藭、蜀椒三分、汗を去る、牡蠣、
右四味、杵きて散となし、酒にて一錢匕を服し、日に三服す、夜に一服す。

但し苦痛あれば、芍薬を加え、心下の毒痛には、芎藭を倍加し、心煩、吐き痛み、食飲する能わざれば、細辛一両、半夏大なる者二十枚を加う。之を服して後、更に醋漿水を以て之を服す。若し嘔すれば醋漿水を以て之を服す。復た解せざれば、小麦汁にて之を服す。已えて後に渇する者は、大麦粥にて之を服す。病愈ゆると雖も、之を服して置く勿れ。

第11条. 婦人、胎を傷り、懐身、腹満、小便することを得ず、腰より以下、重きこと水気ある状の如し。懐身七月は、太陰当に養うべし、養わざれば、此れ心気実す。当に労宮及び関元を刺して瀉すべし、小便微利すれば則ち愈ゆ。

〔注〕懐身は、身ごもること。水気は、浮腫のこと。

婦人産後病脈証治第二十一

第1条．問うて曰く、新産の婦人に三病有り。一は痓を病み、二は鬱冒を病み、三は大便難し、とは何の謂ぞや。

師の曰く、新産にて血虚し、多く汗出で、喜《しばしば》、風に中る。故に痓を病ましむ、亡血し復汗し、寒多し、故に鬱冒せしむ。津液を亡い胃燥く。故に大便難し。

〔注〕痓は、痙攣性疾患。鬱冒は、気分がふさいで眩暈がする病気。

第2条．産婦鬱冒、其の脈、微弱、嘔して食する能わず。大便反って堅く、但だ頭汗出で、然る所以の者、血虚して厥し、厥して必ず冒す。冒家解せんと欲せば、必ず大いに汗出づ。血虚して下厥し、孤陽上に出づるを以ての故に頭汗出づ。産婦、喜、汗出づる所以の者、陰を亡して血虚し、陽気独り盛なり。故に当に汗出でて、陰陽乃ち復すべし。大便堅く、嘔して食する能わず。小柴胡湯之を主る。

第3条：病解して能く食し、七八日、更に発熱する者は、此を胃実となす、大承気湯之を主る。

〔注〕胃実は、便秘である。

第4条：産後、腹中疞痛するは、当帰生姜羊肉湯之を主る。并びに腹中寒疝、虚労不足を治す。

〈当帰生姜羊肉湯方〉

第5条：産後、腹痛し、煩満して臥するを得ざるは、枳実芍薬散之を主る。

〈枳実芍薬散方〉

枳実焼いて黒からしめ、大いに過すこと勿かれ、芍薬等分、

右二味、杵きて散となし。方寸匕を服す。日に三服す。并びに癰膿を主る。麦粥を以て之を下す。

〔注〕煩満は、わずらわしくて、胸腹部が張ること。

第6条．師の曰く、産婦の腹痛は、法、当に枳実芍薬散を以てすべし。仮令《たとえ》ば愈えざる者は、此れ腹中に乾血有りて臍下に著くとなす。下瘀血湯に宜しく、之を主る。亦た経水不利を主る。

〈下瘀血湯方〉

大黄二両、桃仁二十枚、𧏾蟲二十枚、熬って、足を去る。

右三味、之を末とし、煉蜜にて和して四丸となし、酒一升を以て、一丸を煎じて八合を取り、之を頓服す。新しく血下ること豚肝の如し。

〔注〕乾血は、瘀血のこと。経水不利は、月経不順のこと。

第7条．産後、七八日、太陽の証なく、少腹堅く痛むは、此れ悪露尽きざるなり、大便せず、煩躁、発熱し、脈を切するに微実なるは、再び発熱を倍す。日晡時、煩躁する者は、食せず。食すれば則ち讝語し、夜に至って即ち愈ゆ。大承気湯に宜し、之を主る。熱裏に在り、結んで膀胱に在るなり。

第8条:産後、風、之に続きて数十日解せず、頭微しく痛み、悪寒、時時、熱有り。心下悶え、乾嘔汗出づ、久しと雖も陽旦の証続いて在るのみ。陽旦湯与うべし。

〔注〕陽旦湯は、桂枝湯のこと。

第9条:産後、中風、発熱、面正赤、喘して頭痛するは、竹葉湯之を主る。

〈竹葉湯方〉

竹葉一把、葛根三両、防風一両、桔梗、桂枝、人参、甘草各一両、附子一枚、炮ず、

大棗十五枚、生姜五両、

右十味、水一斗を以て、煮て二升半取り、分かち温め三服す。温覆して汗を出ださしむ。頸項強ばるには、大附子一枚、之を破りて豆大の如きを用い、煎薬を揚げて沫を去る。嘔する者、半夏半升を洗って加う。

第10条．婦人の乳、中虚、煩乱嘔逆す。中を安んじ気を益す、竹皮大丸之を主る。

〈竹皮大丸方〉

生竹茹二分、石膏二分、桂枝一分、甘草七分、白薇一分、

五味、之を末とし、棗肉に和して弾子大に丸じ、飲を以て一丸を服す。日に三、夜に二服す。熱有る者は、白薇を倍し、煩喘する者は、栢実一分を加う。

第11条．産後、下利、虚極、白頭翁加甘草阿膠湯之を主る。

〈白頭翁加甘草阿膠湯方〉

白頭翁二両、黄連、蘗皮、秦皮各三両、甘草二両、阿膠二両、

右六味、水七升を以て、煮て二升半を取り、膠を内れ、消尽せしめ、分温三服す。

〔注〕虚極は、ひどい虚証のこと。

附方

第12条．千金三物黄芩湯、婦人草蓐に在りて、自ら発露して風を得、四肢煩熱に苦しむを治す。頭痛する者は、小柴胡湯を与う。頭痛まず、但だ煩する者は、此の湯之を主る。

黄芩一両、苦参二両、乾地黄四両、

右三味、水八升を以て、煮て二升を取り、一升を温服す。多く虫を吐下す。

〔注〕婦人草蓐は、出産後のこと。四肢煩熱は、四肢がほてって苦しむこと。

第13条．千金内補当帰建中湯、婦人産後、虚羸不足、腹中刺痛止まず、吸吸少気、或は少腹中急、摩痛を苦しみ、腰背に引き、食飲する能わざるを治す。産後一月、日に四五剤を服し得て善しとなす。人をして強壮ならしむるに宜し。

当帰四両、桂枝三両、芍薬六両、生姜三両、甘草二両、大棗十二枚、

六味、水一斗を以て、煮て三升を取り、分温三服す。一日に尽くさしむ。若し大虚には、飴糖六両を加う、湯成りて之を内れ、火上に於て媛めて飴

を消さしむ。若し去血過多、崩傷、内衄、止まざれば、地黄六両、阿膠二両を加う。八味を合して、湯成り阿膠を内れ、若し当帰無ければ、芎藭以て之に代え、若し生姜無ければ、乾姜を以て之に代う。

婦人雑病脈証并治第二十二

第1条．婦人、中風、七八日、続いて寒熱を来し、発作時有り。経水、適、断つは、此れ熱、血室に入るとなす。其の血、必ず結す。故に瘧状の如く、発作時有らしむ、小柴胡湯之を主る。

〔注〕経水は、月経のこと。適は、まさにという意味。血室は、子宮のこと。瘧状とは、マラリア様疾患のこと。

第2条．婦人、傷寒、発熱、経水、適、来たり、昼日は明了、暮には則ち讝語、鬼状を見るが如き者は、此れ熱血室に入るとなす。之を治するに、胃気及び上二焦を犯すことなければ、必ず自ら愈ゆ。

〔注〕上二焦とは、上焦のこと（森立之『金匱要略攷注』）。上二焦を犯すとは麻黄剤や桂枝湯などで発汗させること。

第3条．婦人、中風、発熱悪寒、経水、適、来たり、七八日を得、熱除き脈遅、身涼和して、胸脇満し、結胸の状の如く、譫語する者は、此れ熱、血室に入るとなすなり。当に期門を刺し、其の実に随って、之を取るべし。

〔注〕期門は、足の厥陰肝経の穴で、胸部の乳頭の直下の線と第6肋間の交点に位置する。

第4条．陽明病、下血、譫語の者、此れ熱、血室に入るとなす。但だ頭汗出づるは、当に期門を刺して、其の実に随って、之を瀉すべし、濈然として汗出づる者は愈ゆ。

第5条．婦人、咽中に炙臠有るが如きは、半夏厚朴湯之を主る。

〈半夏厚朴湯方〉

半夏一升、厚朴三両、茯苓四両、生姜五両、乾蘇葉二両、

右五味、水七升を以て、煮て四升を取り、分温四服す。日に三、夜に一服す。

〔注〕炙臠は、炙った肉片のこと。

第6条：婦人、蔵躁、喜、悲傷して哭せんと欲し、象神霊の作す所の如く、数欠伸す、甘麦大棗湯之を主る。

甘草三両、小麦一升、大棗十枚、

右三味、水六升を以て煮て三升を取り、分かち温め三服す、亦、脾気を補う。

〔注〕蔵躁は、神経症のこと。象神霊の作す所は、神がかりのような振る舞いのこと。欠伸は、あくびのこと。

第7条：婦人涎沫を吐し、医反って之を下し、心下即ち痞す、当に先ず其の涎沫を吐するを治すべし。小青竜湯之を主る。涎沫止めば、乃ち痞を治せ。瀉心湯之を主る。

〈小青竜湯方〉

〈瀉心湯方〉

第8条：婦人の病は、虚、積冷、結気に因って、諸の経水、断絶をなし。歴年有るに至って、血寒え胞門に積結し、寒、経絡を傷る。凝堅、上に在れば、涎唾を嘔吐し、久しくして肺癰と成り、形体、損分す。中に在って盤結すれば、臍を繞りて寒疝となる。或は両脇疼痛し、与って蔵と相連なる。或は熱中に結し、痛み関元に在り、脈数なるも瘡無し。肌、魚鱗の若く、時に男子に著く、止に女身のみに非ず。下に在っては未だ多からず。経候匀わず。陰を冷やし掣痛す。少腹悪寒し、或は腰脊に引き、下、気街に根ざし。気衝、急痛、膝脛疼煩し、奄忽として眩冒し、状厥癲の如く、或は憂惨、悲傷、多く嗔ること有るは、此れ皆帯下、鬼神有るに非ず。久しければ則ち羸痩し、脈虚して寒多し。三十六病、千変万端、脈の陰陽、虚実、緊弦を審かにして、其の鍼薬を行なえば、危を治して安を得ん。其れ病を同じくすと雖も、脈、各源を異にす。子当に弁記すべし。然らずと謂う勿れ。

〔注〕積冷は、冷えが蓄積されること。肺癰は、肺化膿症様疾患。気衝は、足の陽明胃経で、位置は、爪径部、恥骨結合上縁と同じ高さで、前正中線の外方2寸、大腿動脈拍動部である。

三十六病は、『諸病源候論』『千金方』『医心方』には12癥、9痛、7害、

5傷、3痼の36の病気と記載がある。

第9条．問うて曰く、婦人年五十所、下利を病み、数十日止まず、暮には即ち発熱し、少腹裏急し、腹満し、手掌煩熱し、唇口乾燥するは、何ぞや。師の曰く、此の病、帯下に属す。何を以ての故ぞ、曾て半産を経て、瘀血少腹にありて去らず、何を以て之を知るや、其の証、唇口乾燥す、故に之を知る。当に温経湯を以て之を主るべし。

〈温経湯方〉

呉茱萸三両、当帰、芎藭、芍薬各二両、人参、桂枝、阿膠、牡丹心を去る、生姜、甘草各二両、半夏半升、麦門冬一升、心を去る、

右十二味、水一斗を以て、煮て三升を取り、分温三服す。亦た婦人、少腹寒えて、久しく受胎せざるを主る。兼ねて崩中血を去り、或は月水来たること過多、及び期に至って来たらざるを取る。

〔注〕帯下は、婦人科の病気のこと。半産は、流産のこと。

第10条：帯下、経水利せず、少腹満痛し、経一月再見する者は、土瓜根散之を主る。

〈土瓜根散方〉

土瓜根、芍薬、桂枝、䗪蟲各三分、

右四味、杵きて散となし、酒にて方寸匕を服す。日に三服す。

〔注〕帯下は、婦人病のこと。経水利せずとは、月経が不規則であること。経一月再見とは、月経が月に二回くること。

第11条：寸口の脈、弦にして大、弦は則ち減となし、大は則ち芤となす。減は則ち寒となし、芤は則ち虚となす。寒虚相搏ち、此を名づけて革と曰う。婦人は則ち半産漏下す。旋覆花湯之を主る。

〈旋覆花湯方〉

旋覆花三両、葱十四茎、新絳、少し許り

右三味、水三升を以て、煮て一升を取り、之を頓服す。

〔注〕半産は、流産のこと。漏下は、性器出血のこと。

第12条：婦人、陥経、漏下、黒く解せざるは、膠薑湯之を主る。
〔注〕陥経は、経脈の気が落ち込んで、出血が止まらない状態を言う。漏下は、性器出血のこと。膠薑湯の内容は不明。

第13条：婦人少腹満、敦状の如く、小便微しく難くして渇せず。生後の者は、これ水と血と倶に結んで血室にありとなす、大黄甘遂湯之を主る。
〈大黄甘遂湯方〉
大黄四両、甘遂二両、阿膠二両、
右三味、水三升を以て、煮て一升を取り、之を頓服す。其の血当に下るべし。
〔注〕敦は、穀物を盛る器のこと。血室は、子宮のこと。

第14条：婦人経水、利下せざるは、抵当湯之を主る。

〈抵當湯方〉

水蛭三十箇、熬る、虻蟲三十枚、熬る、翅足を去る。桃仁二十箇、皮尖を去る、大黄三両、酒に浸す右四味、末となし、水五升を以て、煮て三升を取り、滓を去り、一升を温服す。

〔注〕経水は、月経のこと。利下せざるとは、無月経のこと。

第15条：婦人、経水閉じて、利せず。蔵、堅癖、止まず。中に乾血有りて、白物を下すは、礬石丸之を主る。

礬石三分、焼く、杏仁一分、

右二味、之を末とし、煉蜜に和して棗核大に丸じ、蔵中に内る。劇しき者は再び之に内る。

〔注〕乾血は、瘀血のこと。蔵は、子宮のこと。

第16条：婦人、六十二種の風、及び腹中血気刺痛するは、紅藍花酒之を主る。

〈紅藍花酒方〉

紅藍花一両、

右一味、酒一大升を以て、煎じて半を減じ、一半を頓服す。未だ止まざれば、再服す。

〔注〕紅藍花は、べにばなの花弁のこと。

第17条. 婦人、腹中、諸疾痛は、当帰芍薬散之を主る。

〈当帰芍薬散〉

第18条. 婦人、腹中痛むは、小建中湯之を主る。

〈小建中湯方〉

第19条. 問うて曰く、婦人病、飲食故の如くして、煩熱、臥するを得ず、而も反って倚息する者は何ぞや。

師の曰く、此を転胞と名づく、溺するを得ざるなり、胞系了戻するを以ての故に此の病を致す。但だ小便を利すれば則ち愈ゆ。腎気丸に宜し之を主る。

〈腎気丸方〉

乾地黄八両、薯蕷四両、山茱萸四両、沢瀉三両、茯苓三両、牡丹皮三両、桂枝、附子炮ず、各一両、

右八味、之を末とし、煉蜜にて和して梧子大に丸じ、酒にて十五丸を下す。加えて二十五丸に至る。日に再服す。

第20条：蛇床子散方、陰中を温むる坐薬。

蛇床子仁、

右一味、之を末とし、白粉少し許りを以て、和し合わせ相得て、棗の大きさの如く、綿に裹み、之を内れ、自然に温む。

〔注〕陰中は、膣のこと。

第21条：少陰の脈、滑にして数なる者、陰中、即ち瘡を生ず、陰中蝕瘡爛るる者は、狼牙湯にて之を洗う。

〈狼牙湯方〉

狼牙三両、

右一味、水四升を以て、煮て半升を取り、綿を以て筋を纏い、繭の如くして、湯に浸して陰中に灑す。日に四遍。

〔注〕陰中は、陰部のこと。

第22条：胃気下泄、陰吹にして正に喧しきは、此れ穀気の実なり、膏髪煎にて之を導く。

〈膏髪煎方〉

〔注〕陰吹は、外陰部から出る音のこと。

第23条：小児疳蟲蝕齒方、

雄黄、葶藶、

右二味、之を末とし、臘月、猪脂を取りて鎔かし、槐枝を以て綿にて頭を四五枚裏み、薬を点じて、之を烙く。

雑療方第二十三

第1条：五蔵虚熱を退く。四時加減柴胡飲子の方

冬三月は、柴胡八分、白朮八分、大腹檳榔四枚、并皮子も用ゆ、陳皮五分、生姜五分、桔梗七分加う。

春三月は、枳実を加う、白朮を減ず、共に六味。

夏三月は、生姜三分、枳実五分、甘草三分を加う。共に八味。

秋三月は、陳皮三分を加う。共に六味。

右各㕮咀し、分けて三貼となし、一貼を水三升を以て、煮て二升を取り、分温三服す。人の行くこと四五里如にして一服を進む。如し四体壅せば、甘草少し許りを添う。貼毎に分かちて三小貼と作し、小貼毎に、水一升を以て、煮て七合を取り、温服す、再び滓を合して一服となし、重ねて煮る、都て四服と成す。

第2条．長服訶梨勒丸の方。

訶梨勒、陳皮、厚朴各三両、

右三味、之を末とし、煉蜜にて梧子大の如くに丸じ、酒にて二十丸を飲服す、加えて三十丸に至る。

〔注〕訶梨勒はシクンシ科のミロバランの成熟果実を乾燥したもので、訶子と同じ。

第3条．三物備急丸方

大黄一両、乾姜一両、巴豆一両、皮心を去って熬り、外に研って脂の如くす。

右の薬、各、須らく精新にすべし、先ず大黄、乾姜を擣きて末となし、巴豆を研りて中に内れ、合せて一千杵を治む。用うるに散となす。蜜にて和し丸とするも亦た佳なり。密器の中に之を貯え、歇さしむ莫れ、心腹の諸の卒暴百病、若しくは中悪、客忤、心腹脹満、卒痛して錐にて刺すが如く、気急、口噤、停尸、卒死の者を主る。煖水、若しくは酒を以て、大豆許り、三四丸を服す。或は、下らざれば、頭を捧げ起こし、灌いで咽に下らしむ、須臾にして当に差ゆべし、如し未だ差えざれば、更に三丸を与う。当に腹中鳴り、即ち吐下して便ち差ゆべし、若し口噤せば、亦た須らく歯を折りて之に灌ぐべし。

〔注〕三物備急丸は、強力な下剤である。

第４条．傷寒、愈えて復せざらしむを治す。紫石寒食散の方。

〈紫石寒食散方〉

紫石英、白石英、赤石脂、鍾乳碓錬、栝楼根、防風、桔梗、文蛤、鬼臼各十分、太一余糧十分、焼く、乾姜、附子炮じて皮を去る、桂枝皮を去る、各四分、

右十三味、杵きて散となし、酒にて方寸匕を服す。

第５条．卒死を救う方

薤の搗き汁、鼻中に灌ぐ。

又の方、雄雞の冠、割きて血を取り、管にて吹きて鼻中に内る。猪脂、雞子大の如く、苦酒一升にて、煮沸して、喉中に灌ぐ。

雞肝及血、面上に塗り、灰を以て四旁を囲めば、立ちどころに起つ。大豆二七粒、雞子白并びに酒を以て和し、以て之を呑み尽せ。

第6条．卒死して壮熱の者を救う方

礬石半斤、水一斗半を以て、煮て消し、以て脚を漬し、踝を没せしむ

第7条．卒死して目を閉づる者を救う方

牛に騎りて面に臨み、薤を搗き汁を耳中に灌ぎ、皂莢末を鼻中に吹く、立ろに効く。

第8条．卒死して口を張り反折する者を救う方

手足の両爪後に灸すること、十四壮了りて、以て五毒諸膏散を飲ましむる。

〔注〕両爪後は、井穴と呼ばれる爪甲の角に存在する穴である。

第9条．卒死して四肢、収らず、失便する者を救うの方

馬屎一升、水三斗で、煮て二斗を取り、以て之を洗う、又牛洞一升を取り、温酒にて口中を灌ぎ、心下一寸、臍上三寸、臍下四寸、各一百壮灸して、差ゆ。


第10条．小兒卒死して吐利し、是れ何病なるか知らざるを救う方。

狗屎一丸、絞って汁を取り以て之を灌ぐ、湿なき者は、水にて乾ける者を煮て汁を取る。
〔注〕狗屎は、犬の糞。

第11条．寸尸蹶は、脈動じて気無く、気閉じて通ぜず。故に静かにして死するなり。治方菖蒲屑、鼻の両孔の中に内れて之を吹き、人をして桂屑を以て舌下に著けしむ。

又の方、左角の髪方寸を剔取し、焼きて末とし、酒にて和して、灌ぎて喉に入れしむれば、立ちどころに起つ。

第12条．卒死、客忤の死を救うは、還魂湯之を主る。方。
麻黄三両、節を去る、一方に四両、杏仁、皮尖を去る、七十箇、甘草一両、炙る、千金は桂心二両を用う。
右三味、水八升を以て、煮て三升を取り、滓を去り、分かちて之を咽せしむ、通じて諸々の感忤を治す。
又の方、
韮根一把、烏梅二十箇、呉茱萸半升、炒る
右三味、水一斗を以て、之を煮、病人の櫛を以て中に内れ三沸す。櫛浮く者は生き、沈む者は死す。煮て三升を取り、滓を去り、分かちて之を飲む。

第13条．自ら縊死するを救う、旦より暮に至るは、已に冷ゆると雖も、必ず治す可し。暮より旦に至るは、少しく難し。恐らくは此れ当に陰気盛んなるが故に言うなるべし。然れども夏の時は夜は昼よりも短く、又た熱す。猶応に治すべし。又云う。心下若し微温なる者は、一日以上なるも、猶之を治すべし。方徐徐に抱き解き、縄を截ることを得ず。上下被を安んじて之を臥さしめ、一人は脚を以て其の両肩を踏み、手にて少しく其の髪を挽き、常に弦弦として之を縦つこと勿かれ。一人は手を以て胸上に按摗し、数之を動かして、一人は、臂脛を摩で捋て、之を屈伸す。若し已に殭ければ、但だ漸漸に強く之を屈し、并びに其の腹を按ず。此の如きこと一炊頃、気、口より出で、呼吸し眼開く。而れども猶お引按して置くこと莫れ。亦、之を苦労すること勿れ。須臾にして、少しの桂湯及び粥清を含んで之を与え、喉を濡さしむべし。漸漸に能く嚥ましめ、稍止む。若くは向いて、両人をして管を以て其の両耳を吹かしむ。いよいよ好し、此の法最も善し、活きざるは無きなり。

第14条．凡そ中暍死は、冷を得しむべからず、冷を得れば便ち死す。之を療するの方。草を屈めて帯とし、暍人臍を繞りて、三、両人をして其の中に溺せしめ、温ならしむ。亦、熱泥を用いて屈草に和すべし。亦、瓦椀の底を扣りて按じ、及車缸を、以て暍人に著け、溺せしめて、すべからく流れ去ることを得ざらしむ。此れ謂うは道路窮まり卒かに、湯なければ、当に、其の中に溺せしむべし。多人をして溺せしめんと欲す。温ならしむるを取るなり、若し湯あらば便ち之を与うべし。泥及車缸は可ならず。此れ物の冷えんことを恐る。暍既に夏月に在りて、熱泥土、暖車缸を得ば、亦、用ゆるも可なり。

〔注〕中暍は、中暑と同じで暑気あたりや日射病のことである。溺は尿のこと。

第15条．救溺死方

竈中灰、両石余りを取り、もって人を埋め、頭より足に至る、水、七孔より出でて、即ち活く。

第16条．右の自縊、溺、暍を療するの法、並びに張仲景より出でて之を爲す。其の意、殊絶し、殆んど常情の及ぶ所、本草の能く関る所に非ず。実に人を救うの大術なり、傷寒家に数、暍病有り。此れ熱に遇うの暍に非ず。

第17条：馬墜及び一切の筋骨を損ずるを治する方。

大黄一両、切り、浸し、湯成りて下す。緋帛、手大の如きを焼きて灰とす。乱髪、雞子大の如きを焼きて灰とし用う。久用炊単布、一尺、焼きて灰とす。敗蒲、一握り、三寸、桃仁、四十九箇、皮尖を去り、熬る。甘草、中指の節の如きを炙り剉む。

右七味、童子の小便を以て多少を量り、煎じ湯成り、酒一大盞を内れ、次に大黄を下し、滓を去り、分温三服す。先ず敗蒲席半領を剉み、湯に煎じて浴し、衣被にて蓋覆す。斯須にして通利数行にして、痛楚、立ちどころに差ゆ。利及び浴水赤し。怪しむ勿れ。則ち瘀血なり。

〔注〕緋帛は茜で染めた絹。久用炊単布は、長く炊事用に用いられた布。

禽獣魚虫禁忌并治第二十四

第1条．凡そ滋味を飲食して、以て生を養う。之を食するに妨げ有れば、反って能く害をなす。煉液を服薬せざるよりは、焉んぞ能く飲食せざらん。切に時の人を見るに、調摂に関わず疾疢、競い起こるは、食に因って生ぜざるはなし。苟くも其の生を全うせんとせば、須く切に忌む者を知るべし。食する所の味、病と相宜しき有り。身に害をなす有り。若し宜しきを得れば、則ち体を益す。害すれば則ち疾を成す。此を以て危きを致すは、例て皆療し難し。凡そ薬を煮て汁を飲み、以て毒を解する者、急を救うと云うといえども、熱飲すべからず、諸の毒の病は熱を得れば更に甚だし。宜しく之を冷飲すべし。

〔注〕煉液は不老不死の目的で薬石を火で溶かして作った液のこと。

第2条．肝の病は辛を禁じ、心の病は鹹を禁じ、脾の病は酸を禁じ、肺の病は苦を禁じ、腎の病は甘を禁ず。春は肝を食せず、夏は心を食せず、秋は肺を食せず、冬は腎を食せず、四季は脾を食せず、辯じて曰く、春肝を食せざるは、肝気王にして、脾気敗らるがためなり。若し肝を食せば、則ち叉肝を補いて、脾気敗らること尤も甚だしく、救うべからず。又、肝王なる時、死気を以て肝に入るべからず。恐らくは魂を傷らん。若し王なる時に非れば即ち虚す。肝を以て之を補いて佳なり。余蔵此れに準ず。

〔注〕王は、盛んなこと。

第3条．凡そ肝臓は、自ら軽がるしく噉うべからず、自死するものは、弥甚だし。

第4条．凡そ心は、皆、神識の舎る所となす。之を食する勿れ。人をして来生に其の報対を復せしむ。

第5条．凡そ肉及び肝、地に落ちて塵土著かざる者、之を食すべから。

第6条：猪肉、水に落ちて浮く者は、食すべからず。

第7条：諸の肉及び魚、若し狗食せず、鳥も啄まざるものは、食すべからず。

第8条：諸の肉乾かず、火に炙りて動かず、水を見て自ら動く者は、之を食すべからず。

第9条：肉中に朱点の如き有る者、之を食すべからず。

第10条：六畜の肉、熱血、断えざるもの、之を食すべからず。

〔注〕六畜とは、牛、馬、猪（豚）、羊、鶏、狗（犬）を言う。

第11条：父母及び身の本命の肉、之を食すれば、人をして神魂不安からざるしむ。

第12条：肥肉及び熱羹を食して、冷水を飲むことを得ず。

〔注〕羹は、あつもの、肉と野菜とを混ぜて煮たすい物。

第13条：諸の五蔵及び魚、地に投じて塵土にて汚れざるもの、之を食すべからず。

第14条：穢飯、餒肉、臭魚、之を食すれば、皆、人を傷る。

〔注〕穢はよごれたという意味、餒《だい》は、くさるという意味。

第15条：自死の肉、口閉ずる者は、之を食すべからず。

第16条：六畜の自死するは、皆、疫死なれば、則ち毒有り、之を食すべからず。

第17条：獣、自死して首を北にし、及び地に伏する者、之を食すれば人を殺す。

第18条：生肉を食し、乳を飽飲すれば、変じて白蟲となる。

〔注〕白蟲は、サナダ虫のこと。飽は、あさる、満腹すること。

第19条：疫死の牛肉は、之を食せば洞下を病ましめ、亦、堅積を致す。利薬にて之を下すに宜し。

〔注〕洞下は、洞瀉ともいい、腹痛、腹鳴を伴う水様性の下痢のこと。堅積

は、固くなったしこり。

第20条．脯、米甕の中に蔵するは毒有り。及び夏を経て之を食せば、腎病を発す。

〔注〕脯は、ほした乾燥した肉のこと。米甕《おう》は、かめのことで、米甕は米を入れるかめのこと。

第21条．自死せる六畜の肉の中毒を治する方。

黄蘗屑、搗きて、方寸匕を服す。

第22条．鬱肉、漏脯を食して毒に中るを治する方。

犬屎を焼き、酒にて方寸匕を服す。毎に人の乳汁を服するも、亦良し。生韮の汁三升を飲むも、また得。

〔注〕鬱肉は、容器に密封して貯蔵した肉。漏脯は、乾し肉が雨漏りで濡れたもの。

第23条．黍米の中に蔵せる乾脯、之を食して毒に中るを治する方。

大豆の濃く煮たる汁、数升を飲めば、即ち解す。また、狸肉、漏脯等の毒を治す。

第24条．生肉を食して毒に中るを治する方。

地を掘ること深さ三尺、其の下、土三升を取り、水五升を以て、煮ること数沸、澄清の汁、一升を飲めば、即ち愈ゆ。

第25条．六畜鳥獣の肝の毒に中るを治するの方。

水に豆豉を浸し、絞って汁を取り、数升を服すれば愈ゆ。

第26条．馬脚、夜眼無きものは、之を食すべからず。

〔注〕夜眼には、いくつかの説がある。①夜眼とは馬の前足の膝の上の毛の無い所に生ずる碁石程の大きさの黒い点である（『金匱要略広注校詮』）。②夜眼とは前肢の前揮骨と腕骨との関節の上部内側にある、角質化したる眼の如き形のものである（森田幸門著『金匱要略入門』）。③夜眼とは馬の前足の膝の上にあり、夜眼があると夜よく歩ける（『金匱要略広注』）。

第27条: 駿馬の肉を食して、酒を飲まざれば則ち人を殺す。
〔注〕原文では、駿馬は酸馬となっているが、酸は駿の誤りであると言われている。

第28条: 馬肉、熱食すべからず、人の心を傷る。

第29条: 馬の鞍の下の肉、之を食せば人を殺す。

第30条: 白馬、黒頭の者は、之を食すべからず。

第31条: 白馬、青い蹄の者は、之を食すべからず。

第32条: 馬肉、豚肉共に食し飽き、酔い臥すること、大いに忌む。
〔注〕豚肉は豚肉のこと。

第33条: 驢馬の肉、猪肉に合して、之を食せば霍乱と成る。
〔注〕猪肉は豚肉のこと。

第34条．馬の肝及び毛は、妄りに食すべからず、毒に中れば人を害す。

第35条．馬肝の毒、人に中り、未だ死せざるを治する方。雄鼠の屎、二七粒、之を末とし、水にて和し服す。日に再服す。又の方、人の垢、方寸匕を取り、之を服して佳なり。

第36条．馬肉を食して、毒に中り死せんと欲するを治するの方。

香豉、二両、杏仁、三両、

右二味、蒸すこと一食頃、熟して之を杵き服す。日に再服す。

又の方、蘆根を煮た汁、之を飲めば良し。

第37条．疫死の牛、或は目赤く、或は黄なるは、之を食すること大いに忌む。

第38条．牛肉、猪肉と共に之を食すれば、必ず寸白蟲を作す。

〔注〕寸白蟲はサナダ虫、条虫のこと

第39条．青い牛の腸は、犬の肉と合わせて之を食すべからず。

第40条．牛の肺は三より五月に至り、其の中に馬尾の如き蟲あり。割き去りて食すること勿れ。食すれば則ち人を損ず。

第41条．牛、羊、猪の肉、皆、楮木、桑の木を以て蒸し炙り之を食すを得ず、人の腹内に蟲を生ぜしむ。

〔注〕楮木は、コウゾの木のこと。

第42条．蛇を噉える牛の肉は人を殺す。何を以て之を知る、蛇を噉える者は、毛髪、後に向って順なる者、是れなり。

第43条．蛇を噉える牛の肉、之を食して死せんと欲するを治するの方。人の乳汁一升を飲む、立ちどころに愈ゆ。

又の方。

泔を以て、頭を洗い、一升を飲めば愈ゆ。

牛の肚を細く切り、水一斗を以て、煮て一升を取り、煖めて之を飲む、大いに汗出づる者は愈ゆ。

〔注〕泔は、しろみず、米のとぎしる。肚は、腹、胃袋のこと。

第44条．牛肉を食して毒に中るを治するの方、甘草の煮汁、之を飲めば即ち解す。

第45条．羊肉、其の宿熱、有るものは、之を食すべからず。

第46条．羊肉、生魚酪と共に之を食すべからず。人を害す。

〔注〕生魚酪は、生の魚から作った飲み物。

第47条．羊、蹄甲の中に、珠子白き者有るは、羊懸筋と名ずく、之を食せば、人をして癲せしむ。

〔注〕蹄甲はひづめの甲のこと。癲は、精神異常のために倒れる病気。

第48条．白羊の黒頭、其の脳を食せば、腸癰を作す。

第49条．羊の肝、生の椒と共に之を食せば、人の五蔵を破る。

第50条．猪の肉、羊の肝と共に和して之を食せば、人をして心悶せしむ。

第51条．猪の肉、生葫荽を以て、同食すれば、人の臍を爛らしむ。

〔注〕葫荽は、コエンドロのこと。

第52条．猪脂、梅子と合して、之を食すべからず。

〔注〕梅子は、梅の実（大塚敬節主講『金匱要略講話』）。

第53条．猪肉、葵に和して之を食せば、少気す。

第54条．鹿肉、蒲白に和して羹を作りて、之を食すべからず。悪瘡を発す。

第55条．麋脂及び梅、李子、若し妊婦之を食せば、子をして青盲ならしむ、男子は精を傷る。

〔注〕麋は、ナレシカ（馴鹿）、おおじか（大鹿）のこと。

第56条：麞の肉、蝦及び生菜、梅李果に合して之を食すべからず。皆人を病ましむ。

〔注〕麞は、ノロのことで、しか科のけもの、小型のしかで角がなく、短い牙がある。

第57条：痼疾の人、熊肉を食すべからず、終身愈えざらしむ。

〔注〕痼疾は、長い間治らない病気。

第58条：白犬、自死して舌を出でざる者、之を食せば人を害す。

第59条：狗、鼠の余りを食せば、人をして瘻瘡を発せしむ。

〔注〕狗は、犬のこと。瘻は、首にできるぐりぐり、連なって生じてなおらない腫れ物。

第60条：犬肉を食して消せず、心下堅、或は腹脹り、口乾き、大渇し、心急し、発熱し、狂の如く妄語し、或は洞下するを治する方。

杏仁一升、皮を合して、熟研して用う。
沸湯三升を以て、和して汁を取り、分かちて三服す。肉片を利下して、大いに験あり。
〔注〕洞下は、洞瀉ともいい、腹痛、腹鳴を伴う水様性の下痢のこと。

第61条：婦人妊娠、兎肉、山羊肉、及び鱉、鶏、鴨を食すべからず、子をして聲音無からしむ。
〔注〕鱉は、スッポンのこと。

第62条：兎肉は、白鶏の肉と合して之を食すべからず。人をして面に発黄せしむ。

第63条：兎肉、乾姜を著けて之を食せば、霍乱を成る。

第64条：凡そ鳥、自死して、口閉じず、翅、合わざざる者は、之を食すべからず。

第65条：諸の禽の肉、肝青きものは、之を食せば人を殺す。

第66条：鶏、六翮、四距有るものは、之を食すべからず。

〔注〕翮は、羽、距は蹴爪のこと。

第67条：烏鶏、白首のものは、之を食すべからず。

第68条：鶏、葫蒜と共に之を食すべからず。気を滞らす。

〔注〕葫蒜は、アサツキのこと。

第69条：山鶏、鳥獣の肉に合して、之を食すべからず。

第70条：雉肉、久しく之を食せば、人をして痩せしむ。

第71条：鴨卵、鱉肉と合して之を食すべからず。

〔注〕鴨は、アヒルのこと、鱉は、スッポンのこと。

第72条：婦人妊娠、雀肉を食せば、子をして淫乱にして恥ること無からしむ。

第73条：雀の肉、李子に合して、之を食すべからず。
〔注〕李子は、スモモの実のこと。

第74条：燕の肉は食すること勿れ、水に入りて、蛟龍に噉わるるところとなる。
〔注〕蛟龍は、うろこのある亀。

第75条：鳥、獣、毒箭に中ること有り、死せる者は、其の肉毒有り、之を解するの方。
大豆の煮汁、及び塩汁、之を服して解す。

第76条：魚頭、正白、連珠の如く、脊上に至るは、之を食せば人を殺す。

第77条：魚頭中に、腮無きもの、之を食すべからず。人を殺す。

第78条：魚、腸、胆なき者は、之を食すべからず。三年、陰、起こらず、女子は生を絶つ。

〔注〕陰、起こらずとは、インポテンツ、勃起しないこと。生を絶つとは、不妊のこと。

第79条．魚頭、角有るに似たる者は、之を食すべからず。

第80条．魚の目、合する者は、之を食すべからず。

第81条．六甲の日、鱗甲の物を食する勿れ。

〔注〕鱗は、ウロコ。甲は、かめ、えび、かに、昆虫のかたい殻。

第82条．魚、鶏肉に合して、之を食すべからず。

第83条．魚、鸕鷀の肉に合して、之を食するを得ず。

〔注〕鸕鷀は、鵜のこと。

第84条．鯉魚の鮓、小豆藿に合して之を食すべからず。其の子、猪の肝に合して之を食すべからず。人を害す。

〔注〕鯉魚は、コイのこと。

第85条：鯉魚、犬肉に合して、之を食すべからず。

第86条：鯽魚は、猴、雉の肉と合して之を食すべからず。一に云う、猪の肝に合して食すべからず。

〔注〕鯽魚は、鮒《ふな》のこと。

第87条：鯷魚、鹿肉に合して生にて食せば、人をして筋甲を縮まらしむ。

〔注〕鯷魚は、なまずのこと。

第88条：青魚の鮓、生葫荽及び生葵ならびに麦中に合して之を食すべからず。

〔注〕生葫荽は、生のコエンドロ、麦中は、麦から作った食品。

第89条：鰌鱔は、白犬の血に合して之を食すべからず。

〔注〕鰌鱔は、どじょうのこと。

第90条：龜肉は、酒、果子に合して之を食すべからず。

第91条：鱉の目、凹陷する者、及び厭下に、王の字の形あるものは、之を食すべからず。

〔注〕鱉は、スッポンのこと。

第92条：其の肉、鶏、鴨子に合して之を食するを得ず。

第93条：龜鱉の肉は、莧菜に合して、之を食すべからず。

〔注〕莧は、ヒユで、草の名。葉を食用にする。

第94条：鰕、須なく、及び腹の下通じて黒く、之を煮て反って白き者は、之を食すべからず。

〔注〕鰕は、エビのこと。

第95条：膾を食して、乳酪を飲めば、人をして腹中に蟲を生じ、瘕とならしむ。

〔注〕膾は、なますのこと。

第96条：鱠、之を食して、心胸の間に在って、化せず、吐すれども復た出でざるは、速やかに下して之を除け。久しければ癥病を成す。之を治するの方。

橘皮、一両、大黄、二両、朴消二両、

右三味、水一大升を以て、煮て小升に至り、頓服すれば即ち消す。

〔注〕癥病は、腫瘤のこと。

第97条：鱠を食すること多くして、消せず。結んで癥病となる。之を治するの方。

馬鞭草、

右一味、搗きて汁とし之を飲み、或は薑葉の汁を以て、之を飲むこと一升、亦消す。吐薬を服して之を吐すべし。

第98条：魚を食して後、毒を食して、両種、煩乱す。之を治するの方。

橘皮、濃煎せる汁、之を服せば即ち解す。

第99条：鯸鮧魚を食して、毒に中るの方。

蘆根、煮汁、之を服せば、即ち解す。

〔注〕鯸鮧魚は、ふぐのこと。

第100条．蟹の目、相向かい、足班に目赤き者は、之を食すべからず。

第101条．蟹を食して毒に中る。之を治するの方

紫蘇、煮汁、之を飲むこと三升、紫蘇子、搗きて汁として、之を飲むも、亦良し。

又の方、冬瓜の汁、二升を飲む、冬瓜を食するも亦可なり。

第102条．凡そ蟹の未だ霜に遇わざるは毒多し。其の熟せる者は、乃ち之を食すべし。

第103条．蜘蛛、食中に落つるは、毒あり。之を食する勿れ。

第104条．凡そ蜂、蠅、蟲、蟻等、多く食上に集まる、之を食せば瘻を致す。

〔注〕瘻は、痔瘻など孔が開いてふさがりにくい病気。

果実菜穀禁忌并治第二十五

第1条．果子を生食すれば、瘡を生ず。

第2条．果子、地に落ち宿を経て、蟲蟻之を食す者、人之を食すことを大いに忌む。

第3条．生の米、停留すること日多く、損する処有るに、之を食すれば人を傷る。

第4条．桃の子、多く食すれば、人をして熱せしむ、仍お水に入って浴するを得ず、人をして淋瀝し、寒熱病を病ましむ。

〔注〕淋瀝は、尿が、出にくい状態をいう。

第5条．杏酪、熟せざるは、人を傷る。

〔注〕杏酪は杏の発酵した食品。

第6条：梅多く食せば、人の歯を壊る。

第7条：李は可多く食すべからず、人をして臚脹せしむ。

〔注〕臚は、皮、膚の意味。

第8条：林檎は多く食すべからず、人をして百脈、弱からしむ。

第9条：橘、柚を多く食せば、人の口を爽にして、五味を知ちざらしむ。

第10条：梨、多く食すべからず、人をして寒に中らしむ。金瘡、産婦も、亦、食するに宜しからず。

第11条：桜桃、杏、多く食すれば、筋骨を傷る。

第12条：安石榴、多く食すべからず、人の肺を損す。

〔注〕安石榴は、ザクロのこと。

第13条：胡桃、可多く食すべからず、人をして痰飲を動ぜしむ。

第14条：生の棗、多く食すれば、人をして熱渴、気脹、寒熱せしむ。羸痩の者、弥々食すべからず、人を傷る。

第15条：諸果を食して、毒に中る。之を治するの方

猪骨、焼過す

右一味、之を末とし、水にて方寸匕を服す。亦、馬肝、漏脯等の毒を治す。

〔注〕猪骨は豚の骨のこと。

第16条：木耳の赤色、及び仰ぎ生ずる者、食すること勿れ。菌仰ぎ巻き、及び赤色の者は、食すべからず。

第17条：諸菌を食し、毒に中り、悶乱、死せんと欲す、之を治するの方

人糞汁、一升を飲む、土漿、一二升を飲む。大豆、濃く煮た汁を之を飲む。諸の吐利の薬を服すれば、並に解す。

〔注〕菌は、キノコのこと。

第18条．楓樹の菌を食し、而して笑い止まざるも、之を治するに前方を以てす。

〔注〕楓は、カエデのこと。まんさく科の落葉高木。

第19条．誤って野芋を食し、毒を煩って死せんと欲す、之を治する方、前方を以てす。

第20条．蜀椒、口を閉づる者、毒有り、誤って之を食せば、人の咽喉を戟して、気病んで絶せんと欲し、或は白沫を吐下し、身体痺冷す、急に之を治するの方

肉桂の煎汁、之を飲む。多く、冷水一二升を飲む。或は蒜を食し、或は地漿を飲む。或は濃く煮たる豉の汁、之を飲めば、並に解す。

〔注〕地漿は、黄土の土地を掘り、三尺（約九十センチ）の孔を作り、新しく汲み上げた水を、注ぎ攪拌して、しばらくして上澄みを取って用いる（『和訓古方薬議』）。

第21条：正月、生の葱を食すること勿れ、人をして面に游風を生ぜしむ。

〔注〕游風は、急性の皮膚病の一種。

第22条：二月に蓼を食すること勿れ。人の腎を傷る。

第23条：三月、小蒜を食すること勿れ。人の志性を傷る。

〔注〕蒜は、ニンニクのこと。

第24条：四月、八月、胡荽を食すること勿れ、人の神を傷る。

〔注〕胡荽は、草の名で、コエンドロのこと。

第25条：五月、韮を食すること勿れ。人の気力を乏しくせしむ。五月五日、一切の生の菜を食すること勿れ、百病を発す。

第26条：六月、七月、茱萸を食すること勿れ、神気を傷る。

第27条：八月、九月、薑を食すること勿れ、人の神を傷るす。

第28条：十月、椒を食すること勿れ、人の心を損し、心脈を傷る。

第29条：十一月、十二月、薤を食すること勿れ、人をして涕唾多からしむ。

第30条：四季、生葵を食すること勿れ、人をして飲食化せず、百病を発せしむ。但だ食中のみに非ず、薬中皆用ゆべからず。深く之を慎むに宜し。時病差えて未だ健ならざるに、生菜を食せば、手足必ず腫る。

第31条：夜、生菜を食するは、不人に利あらず。

第32条：十月、霜を被むる生菜を食すること勿れ。人をして面光無く、目渋り、心痛して腰疼ましむ。或は心瘧を発する。瘧を発する時、手足十指の爪、皆青く、困委す。

第33条：葱、韮、初めて芽を生ずる者、之を食せば、人の心気を傷る。

第34条：白酒を飲み、生韮を食せば、人をして病を増さしむ。

第35条：生葱、蜜と共に之を食すべからず、人を殺す。独顆の蒜は弥々忌む。

第36条：棗、生葱に合して之を食せば、人をして病ましむ。

第37条：生葱、雄鶏、雉白犬の肉に和して之を食せば、人をして年を経て七竅より血を流さしむ。

第38条：糖蜜を食して後、四日の内に生葱、蒜を食せば、人をして心痛せしむ。

第39条：夜、諸の薑、蒜、葱等を食せば、人の心を傷る。

第40条：蕪菁の根、多く食せば、人をして気脹せしむ。

〔注〕蕪菁は、カブラのこと。

第41条：薤、牛肉と共に羹を作りて之を食すべからず。瘕病を成す。韮も亦た然り。

〔注〕瘕は、腹の中にしこりのできる病気。

第42条：蓴、多く食せば、痔疾を動かす。
〔注〕蓴は、草の名で、池や沼に自生する、ジュンサイのこと。

第43条：野苣、蜜に同じて之を食すべからず、内痔と作す。
〔注〕苣《きょ》は、きく科の野菜の名、チサのこと。葉を食用とする。

第44条：白苣、酪と共に同食すべからず。䘌蟲を作す。

第45条：黄瓜、之を食せば、熱病を発す。
〔注〕黄瓜は、胡瓜、うり科の野菜の「キュウリ」*Cucumis sativus* L. である。

第46条：葵の心は、食すべからず。人を傷る。葉、尤も冷ゆ。黄背、赤茎の者、之を食すること勿れ。

第47条：胡荽、久しく之を食せば、人をして多く忘れしむ。

第48条：病人、胡荽及び黄花菜を食すべからず。

〔注〕胡荽《こずい》は、別名は芫荽《げんずい》で、セリ科のコエンドロ *Coriandrm satium* L. のこと。黄花菜は、基原は、*Hemerocallis plicata* Stapf であり、養血平肝、利尿消腫の効能がある（『中薬大辞典』）。大塚敬節著『金匱要略の研究』には、「黄花菜は、コオニタビラコで俗にホトケノザともいう」とある。

第49条：芋、多く食すべからず、病を動かす。

第50条：妊婦、薑を食せば、子をして余指ならしむ。

第51条：蓼、多く食せば、心痛を発す。

〔注〕蓼は、タデである。

第52条：蓼、生魚に和して之を食せば、人をして気を奪い、陰核疼痛せしむ。

第53条：芥菜、兎肉と共に之を食すべからず、悪邪の病を成す。

〔注〕芥菜は、あぶらな科のカラシナ *Brassica juncea* Czern. et Coss のこと（『中薬大辞典』）。

第54条：小蒜、多く食せば、人の心力を傷る。

第55条：食躁或は躁の方

豉

濃く煮た汁、之を飲む。

第56条：鈎吻と芹菜は相似たり。誤って之を食せば人を殺す。之を解するの方

薺苨八両

右一味、水六升にて、煮て二升を取り、分温二服す。

〔注〕鈎吻は、ナベワリのこと。芹菜は、セリである。薺苨《せいでい》は、出典は名医別録で、ききょう科のアツバソバナ、またはソバナである（『漢方医学大辞典』）。

第57条：菜中に水莨菪有り、葉圓にして光る。毒有り、誤って之を食せば、人をして狂乱せしむ。状、中風の如く、或は吐血す、之を治するの方。

甘草

煮汁、之を服せば即ち解す。

〔注〕水莨菪《すいろうとう》は、『漢方医学大辞典』や『中薬大辞典』をはじめ、参考にした多くの書物に、その記載はみられず。莨菪は、『中薬大辞典』や『漢和大字典』に記載がみられる。「莨菪とは、草の名。山野に自生する。薬用にする。はしりどころ。天仙子（『漢和大字典』）。はしりどころの基原は、*Scopolia japonica* Maxim.（『学生版 牧野日本植物図鑑』）。『中薬大辞典』の基原は、*Hyoscyamus niger* L. となっている。森立之著『金匱要略攷注』には、水莨菪は、莨菪であると記載されている。

第58条：春秋二時、竜、精を帯び芹菜中に入る。人、偶々、之を食せば病をなす。発する時は手、青く、腹、満痛して忍ぶべからず。蛟竜病と名づく。之を治するの方

硬糖、二三升、

右一味、日に両度、之を服す、蜥蜴の如きもの三五枚を吐出して、差ゆ。

〔注〕蜥蜴は、とかげのこと。

第59条．苦瓠を食して毒に中る、之を治する方。
黍穰
煮汁、数、之を服れば解す。
〔注〕瓠は、ひょうたんのこと。黍は、穀物の名、きびのこと。穰は、茎のこと。

第60条．扁豆、寒熱の者、之を食すべからず。

第61条．久しく小豆を食すれば、人をして枯燥せしむ。

第62条．大豆屑を食して、猪肉を噉うを忌む。

第63条．大麦、久しく食すれば、人をして癬作さしむ。

第64条．白黍米、飴蜜と同じに食すべからず、亦、葵と合して之を食すべからず。

第65条．莜麥麪《きょうばくめん》、多く之を食すれば、人をして髮を落さしむ。

〔注〕蕎麦麹は、ソバキリ。

第66条.塩、多く食すれば、人の肺を傷る。

第67条.冷物を食すれば、人の歯を冰らす。

第68条.熱き物を食して、冷水を飲む勿れ。

第69条.酒を飲みて生の蒼耳を食せば、人をして心痛せしむ。

〔注〕蒼耳は、キク科のオナモミ *Xanthium Strumarium* L.。

第70条.夏月、大いに酔いて汗流るるに、冷水に身を洗著し、及び扇を使うを得ず、即ち病成る。

第71条.酒を飲みて、大いに腹背に灸するを忌む、人をして腸結せしむ。

第72条.酔後、飽食する勿れ。寒熱を発す。

第73条．酒を飲み猪肉を食して、秫稲の穰中に臥すれば則ち黄を発す。

〔注〕秫稲は、モチゴメのこと。穰は、ワラのこと。

第74条．飴を食して多いに酒を飲むこと、大いに忌む。

第75条．凡そ水及び酒、人の影を照し見て動く者、之を飲むべからず。

第76条．醋、酪に合して之を食せば、人をして血瘕せしむ。

〔注〕酪は、乳を酸化させた飲料。大塚敬節主講『金匱要略講話』によれば、血瘕は、腹中に血塊を生ずる病気。

第77条．白米粥を食して、生の蒼耳を食すること勿れ。走疰を成す。

〔注〕走疰は、あちこち痛む病気（大塚敬節主講『金匱要略講話』）。

第78条．甜粥を食し已って、塩を食すれば即ち吐く。

〔注〕甜は、甘いこと。

第79条：犀角の筋にて飲食を攪して沫出で、及び地に澆ぎて墳起する者、之を食すれば人を殺す。

第80条：飲食して毒に中り煩満す、之を治するの方。

苦参三両、苦酒一升半、

右二味、煮ること三沸、三たび上げ、三たび下ぐ、之を服して食を吐し、出づれば、則ち差ゆ、或は水を以て煮るも亦得。

又方、犀角湯、亦、佳なり。

第81条：貪食して、食多く、消せず、心腹堅満して痛む、之を治するの方

塩一升、水三升、

右二味、煮て、塩を消せしめ、分かちて三服す。当に、食を吐出すべし。便ち差ゆ。

第82条：礬石、生にて腹に入らば、人の心肝を破る。亦、水を禁ず。

第83条：商陸、水を以て服すれば、人を殺す。
〔注〕商陸は、ヤマゴボウ科 Phytolaccaceae のヤマゴボウ *Phytolacca acinosa* Roxb. の根である。

第84条：葶藶子、頭瘡に傅して、薬成、脳に入れば、人を殺す。
〔注〕葶藶子は、アブラナ科 Cruciferae のクジラグサ *Descurainia sophia* やヒメグンバイナズナ *Lepidium apetalum* の種子である。

第85条：水銀、人の耳、及び六畜等に入らば、皆死す。金銀を以て耳邊に著くれば、水銀、則ち吐す。

第86条：苦練、子無き者、人を殺す。
〔注〕苦練は、苦楝子、苦楝皮と同じであり、センダン科 Meliaceae のセンダン *Melia azedarach* L. およびトウセンダン *M. toosendan* Siebold et Zucc. の成熟果実、樹皮、根皮である。

第87条．凡そ諸毒の多くは、是れ毒を仮りて投ずるを以て、知る無き時は、甘草、薺苨を煮て、汁を之を飲むに宜し。通じて諸の薬毒を除く。

薬方索引

＊処方内容の記されている薬方を掲載
＊五十音順

参考文献

大塚敬節　金匱要略の研究　谷口書店　１９９６

大塚敬節　金匱要略講話　創元社　１９８８

寺師睦宗　臨床八十方金匱要略　泰生堂　１９８６

多紀元簡　金匱要略輯義　名著出版社　１９８４

山田業広　金匱要略集注　名著出版社　１９８４

呉　謙　医宗金鑑　人民衛生出版社　１９８８

譚　日強　金匱要略浅述　医歯薬出版社　１９８９

張　建栄　金匱証治精要　人民衛生出版社　１９９７

李　克光　金匱要略講義　上海科学技術出版社　１９８７

何　任　金匱要略解説　東洋学術出版社　１９８８

尤　怡　金匱要略心典　中国中医薬出版社　１９９２

喜多村直寛　金匱要略疏義 名著出版社　１９８４

中医研究院編　金匱要略　中国漢方　１９８２

日本漢方協会学術部編　傷寒論雑病論　東洋学術出版社　１９８６

創医会学術部編　漢方用語大辞典　燎原　１９９１

西山英雄　漢方医語辞典　創元社　１９７６

森　由雄　入門金匱要略　南山堂　２０１０

許慎　説文解字　中華書局　２００３

江蘇新医学院編　中薬大辞典　上海科学技術出版社、小学館　１９８５

編著者プロフール

森　由雄（もり よしお）
1956年生まれ
1981年　横浜市立大学医学部卒業
1983年　横浜市立大学医学部内科学第2講座入局
1988年　横浜市立大学医学部病理学第2講座研究生（～1991年）
1991年　森クリニック開業（横浜市金沢区）
1998年　東京大学大学院医学系研究科生体防御機能学講座特別研究生（～2003年）
2000年　医学博士
2007年　横浜市立大学医学部非常勤講師（～2013年）
2016年　横浜薬科大学客員教授

【著書】

『症例から学ぶ傷寒論講義』（谷口書店）、『漢方処方のしくみと服薬指導』（南山堂）、『入門傷寒論』（南山堂）、『入門金匱要略』（南山堂）、『臨床医のための漢方診療ハンドブック』（日経メディカル開発）、『初学者のための漢方入門』（源草社）、『神農本草経解説』（源草社）、『ひと目でわかる方剤学』（南山堂）、『浅田宗伯・漢方内科学　―橘窓書影解説』（燎原）、『漢方エキス剤処方ハンドブック』（日経メディカル開発）、『名医別録解説』（源草社）、『文庫・傷寒論』（源草社）、『訂補薬性提要解説』（源草社）、『入門針灸学』（源草社）。

文庫・金匱要略《きんきようりゃく》

2020年9月15日 第一刷発行

編著者 森《もり》 由雄《よしお》

発行人 吉田幹治
発行所 有限会社 源草社
〒101-0051
東京都千代田区神田神保町1-19
ベラージュおとわ2F
電 話：03-5282-3540
FAX：03-5282-3541
URL：http://gensosha.net/
e-mail：info@gensosha.net

価格はカバーに表示しています。
乱丁・落丁本はお取り替えいたします。

装丁：岩田菜穂子 印刷：株式会社上野印刷所

 ISBN978-4-907892-29-6 C3147